PUBLICATIONS POPULAIRES DE MÉDECINE ET D'HYGIÈNE

Docteur GOUPIL

LES MALADIES

DE LA

POITRINE

GUIDE PRATIQUE A L'USAGE DES MALADES

TOME PREMIER

PARIS

CHEZ L'AUTEUR

61, RUE DE VAUGIRARD, 61

Carrefour de la rue de Rennes

ET CHEZ TOUS LES LIBRAIRES

LES MALADIES DE LA POITRINE

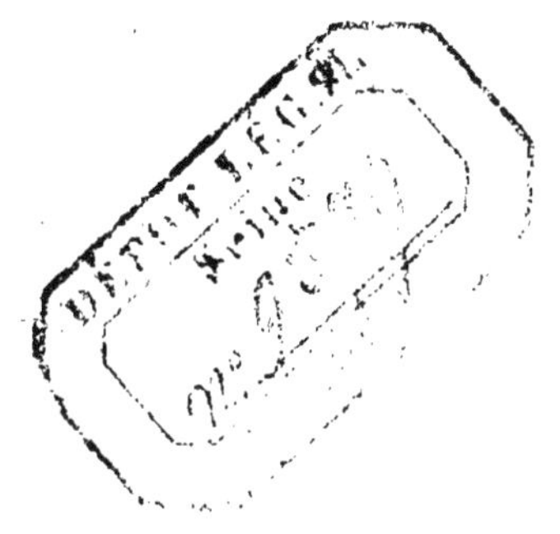

GUIDE PRATIQUE

A L'USAGE DES MALADES

Paris. — Imp. E. Voitelain et Cᵉ, rue J.-J.-Rousseau, 61.

PUBLICATIONS POPULAIRES DE MÉDECINE ET D'HYGIÈNE

Docteur GOUPIL

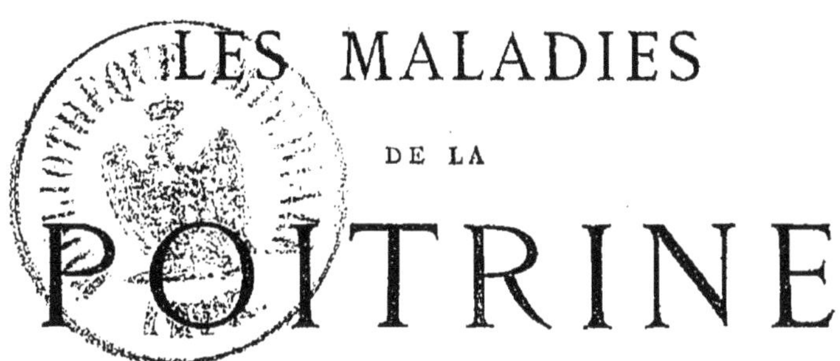

LES MALADIES
DE LA
POITRINE

GUIDE PRATIQUE A L'USAGE DES MALADES

TOME PREMIER

PARIS

CHEZ L'AUTEUR

61, RUE DE VAUGIRARD, 61

Carrefour de la rue de Rennes

ET CHEZ TOUS LES LIBRAIRES

PRÉFACE

La maladie de poitrine est et sera toujours le
fléau de la race humaine. Les statistiques établissent
que la phthisie tue autant d'hommes à elle seule que
toutes les autres maladies ensemble. Il n'est point
de famille qui n'ait été visitée par ce mal redoutable,
il n'est point de cœur où ce nom n'évoque des sou-
venirs cuisants ou de terribles angoisses.

Pourtant il n'est point de maladie si mal connue
dans ses détails et dans ses effets, et il n'en est
point autour de laquelle se soient accumulés tant
d'erreurs et de préjugés.

C'est pour combattre ces erreurs et détruire ces
préjugés que ce livre est fait, et pour y atteindre il
a pris les faits et rien que les faits pour fondements
et pour base.

C'est une monographie sur la phthisie pulmonaire
que l'auteur d'abord voulait écrire, puis peu à peu
le cadre s'est élargi avec les horizons de cette terrible maladie qui découle de tant de causes, amène
tant d'effets divers, que son histoire serait incom-

plète sans une étude secondaire de tout ce qui s'y rattache.

Bien que les erreurs et les préjugés concernant la phthisie pulmonaire, soient autant répandus parmi les praticiens que parmi les personnes étrangères aux connaissances médicales, ce livre est surtout destiné à ces dernières. Il a donc fallu d'abord, pour que l'enseignement fût profitable, leur apprendre, avant toute chose, la constitution normale de l'organe où siège cette affection.

Nous avons cru devoir donner une large place à l'étude du poumon, non pas seulement dans son aspect, dans ses relations et dans sa forme, mais et surtout dans sa structure intime. Malgré la difficulté d'aborder isolément une des branches de l'anatomie humaine, nous nous sommes donné pour but de ne jamais cesser d'être compris par ceux auxquels ces études sont étrangères, et nous espérons que notre but sera atteint.

Après avoir fait connaître l'instrument, nous avons expliqué le mécanisme de sa fonction, puis le rôle de cet organe dans l'admirable jeu de la machine humaine. Respiration et ses phases, calorification et ses phénomènes chimiques, il a fallu dire tout cela sous peine de rendre incompréhensibles les dérangements de ce mécanisme, les troubles de cette importante fonction, c'est-à-dire les maladies de l'appareil respiratoire. Et qu'on ne s'effraie pas, nous avons la conviction que toutes les sciences peuvent être exposées en langue vulgaire et comprises par tous les esprits. Certes il faut un effort incessant pour éviter de revenir à la langue technique, mais avec de la volonté il n'est point de fait naturel, aussi complexe qu'il soit, qu'on ne puisse rendre intelligible pour le commun des mortels. Donc la physiologie des poumons a été de notre part l'objet d'une étude minutieuse; nous n'en avons rien sacrifié, et nos lecteurs pourront, nous l'espérons, du moins, la lire et en saisir tous les détails.

Nous avons alors abordé le chapitre des altérations morbides des voies respiratoires. Là, il eût été impossible d'entreprendre le tableau de la phthisie sans dire un mot de tous les désordres auxquels la fonction de respiration peut être en proie. D'abord cette peinture sèche d'une affection, isolée de toutes les autres, eût été à peine intelligible. Puis ces divers troubles entrent, comme causes plus ou moins directes, dans la production de la phthisie, qui forme comme le couronnement fatal de cet édifice de douleurs et de perturbations. Nous avons donc sommairement analysé toutes les maladies des voies respiratoires, depuis les accidents et plaies, l'asphyxie et les empoisonnements gazeux, qui s'y rattachent d'une façon indirecte, jusqu'à la bronchite, la pneumonie, l'asthme et l'emphysème, qui confinent presque immédiatement à la phthisie. Puis, nous avons esquissé la thérapeutique qui s'applique à chacun d'eux, surtout au point de vue de l'hygiène et du régime, laissant, bien entendu, dans l'ombre, le traitement de ces cas où l'intervention d'un homme de l'art est impérieusement indiquée. Tout cela constitue la première partie de notre livre.

La deuxième partie est entièrement consacrée à l'étude de la phthisie pulmonaire.

Le tubercule, ce parasite étrange, ce guide, la

vie animale, qui se développe aux dépens de notre organisme, absorbe notre vitalité et meurt bientôt, ne laissant après lui que la désolation et la ruine, nous l'avons étudié sous tous ses aspects, à l'état de simple granulation, à l'état de corps organisé. Puis nous avons dit ses ravages, son développement lent, mais incessant, sa vie, sa mort, sa fonte purulente et les horribles vides qu'il laisse partout où il a passé.

Cette étude d'anatomie pathologique est la clef de tous les signes physiques et rationnels de la phthisie, que nous abordons ensuite. De même que nous avons fait nos efforts pour rendre intelligible pour tous l'explication de ces phénomènes, nous avons tenté de faire connaître tous les moyens physiques si précis du diagnostic des maladies pulmonaires. Nous avons été souvent surpris de la précision de diagnostic de certains parents des malades qui nous consultaient, et cela nous a porté à penser que l'admirable science de Laennec pourrait être vulgarisée, si on faisait le jour dans l'inextricable fouillis de futilités et d'inutilités dont on l'a surchargée. La minutie n'est point la précision. Nous avons donc longuement dit comment chacun peut suivre sur une poitrine saine et malade les diverses phases des phénomènes qui s'y accomplissent. Il nous a semblé que, dans une affection de cette nature, où les chances de guérison et la valeur de la médication dépendent, avant toute chose, de la rigueur du diagnostic, il nous a semblé qu'à côté des admirables ressources de l'auscultation et de la percussion il y avait place pour un nouveau moyen de recherche, que depuis longtemps nous essayons d'introduire dans la pratique médicale et qui, comme importance, est égal, sinon supérieur aux autres.

Nous voulons parler de l'examen microscopique.. Comment se fait-il que, depuis l'introduction de cet admirable instrument dans la diagnose médicale, on ait hésité à s'en servir pour étudier la composition des divers éléments physiologiques et morbides provenant des voies respiratoires? N'est-il pas évident que, malgré l'affirmation de certains micrographes, qui prétendent que les débris de la fonte tuberculeuse ne peuvent être distingués des leucocytes ou globules de pus d'une inflammation simple, on devait arriver, par une observation attentive et souvent répétée, à reconnaître entre des corps d'origine aussi différente, des caractères distinctifs.

Et c'est ce qui nous est arrivé, en effet, lorsque, dans quelques cas douteux, où il nous paraissait difficile d'affirmer ou de nier la phthisie, nous avons étudié longuement, patiemment sur le champ du microscope les liquides expectorés par les malades : et cette recherche nous a permis d'attribuer au tubercule, à tous ses degrés d'évolution, des caractères essentiels et déterminés. Nous avons donné une large place à ce chapitre nouveau de la diagnose, parce qu'il nous appartient entièrement et absolument.

Assurément il aura, comme l'uroscopie, quelque peine à se généraliser; il est de sa nature peu fait pour les habitudes de certains praticiens à la mode; mais nous sommes constitué autrement : il ne nous répugne pas plus de manipuler les urines, les crachats d'un malade vivant, qu'il ne déplait à tout médecin digne de ce nom de disséquer le rein ou le poumon d'un malade mort, et quant à l'inconvénient de demander *ces choses* au malade, nous savons très-bien que si cela peut offusquer la petite maîtresse nerveuse et vaporeuse, qui n'a de malade que l'imagination, cette recherche ne peut déplaire au malheureux qu'étreint la phthisie ou à la famille éprouvée qui la redoute.

Cette deuxième partie, nous la terminons par le pronostic, c'est-à-dire par l'étude des chances de curabilité de la maladie, sujet sur lequel nous allons revenir tout à l'heure.

Il semble que là doive s'arrêter notre travail; pourtant notre troisième partie examine le côté capital de la question qui nous occupe, les causes et le traitement de la phthisie pulmonaire. Combien ce champ est vaste! En dehors des causes occasionnelles et prédisposantes, que d'états pathologiques, que de maladies diverses peuvent amener de suite ou plus tard, comme complication, la dégénérescence tuberculeuse! L'étude de chacune des maladies-causes de la phthisie demande un volume : nous les ferons peut-être plus tard, en ce moment nous avons dû esquisser à grands traits toutes ces affections : la chlorose et ses manifestations diverses, le lymphatisme, les scrofules, les pertes séminales, les troubles menstruels, les flux et les ulcérations de la matrice, le diabète, etc., etc.

Le traitement préservatif et curatif devait nous occuper aussi longuement, puisque notre conviction formelle nous porte à admettre et à défendre la curabilité absolue de la phthisie pulmonaire.

Où serait, d'ailleurs, l'utilité d'un tel livre et à

quoi servirait de faire connaître minutieusement le poumon et ses maladies, s'il fallait après cela venir échouer sur cette sombre pensée de leur incurabilité absolue?

C'est en effet là le but de notre livre, ou plutôt il a été fait pour faire ressortir deux points fondamentaux qui constituent la partie originale de cet opuscule.

Ces deux points nous voulons les exposer ici sommairement :

La phthisie est-elle héréditaire?
La phthisie est-elle incurable?

Nous avons déjà dit bien des fois notre avis sur ce sujet, nous voulons, s'il se peut, faire pénétrer notre conviction dans l'esprit de tous. A ces deux questions, des faits nombreux relatés ici répondent formellement, et la raison, d'accord avec ces faits, établit combien est mal fondée la croyance contraire.

Non, la phthisie n'est point héréditaire, et aucun de ceux qui l'ont soutenu n'ont donné de raisons suffisantes pour admettre cette formule absolue. Quand il s'agit d'une maladie qui enlève les quatre-vingts centièmes de l'espèce humaine, il n'est pas suffisant, en effet, de procéder par cette simple affirmation : *Tout phthisique a eu, à un degré quelconque, un phthisique dans sa famille.* Cette proposition est évidente, mais elle ne prouve rien, absolument rien.

En effet, la phthisie est le fléau de l'humanité, elle la désole dans une proportion énorme : est-il surprenant qu'on retrouve, dans le passé d'une famille un ou plusieurs cas de cette maladie ? Le contraire seul serait surprenant.

Si un phthisique a eu des phthisiques dans sa famille, c'est que lui, comme les siens, font partie de l'humanité, et à ce titre seul, ils doivent au fléau leur part du tribut de quatre-vingts pour cent qu'il prélève sur elle.

Mais pour prouver l'hérédité de la phthisie, c'est le contraire qu'il faut faire.

Y a-t-il des hommes sains et robustes échappant à ce mal, alors même que leurs aïeux en ont été frappés ? Oui, évidemment oui, et tout le monde en connaît et pourrait en citer en grand nombre.

Pour expliquer ce fait, on a inventé l'hérédité éloignée, sautant une génération et l'on a dit : ce fils de phthisique reste sain, mais ses descendants ne le seront pas ! S'ils le sont encore, les petits-fils seront contaminés !

Peut-être, mais cela prouve jusqu'à l'évidence notre dire : fils et petit-fils sont hommes, et par conséquent, ils payeront à une époque ou à l'autre leur dette terrible, ils fourniront leur contingent à ces 80 pour 100 que le fléau dévore, mais sans que le passé de leur race y soit pour quoi que ce soit.

Étant donnée une maladie qui frappe l'humanité dans cette proportion, je vous défie de trouver une famille qui, dans une période plus ou moins longue, ne lui fournisse des victimes. Mais encore une fois, ce n'est point l'hérédité, c'est le hasard qui fera revenir la funèbre visite plus souvent dans celle-ci que dans l'autre.

Ce qui a pu donner lieu à cette erreur, c'est qu'il y a, en effet, quelque chose qui se lègue de génération en génération. C'est la constitution et le tempérament.

Oui, tandis que les mœurs et les lois établissent l'égalité sévère pour les êtres moraux, la misère et le vice conservent l'horrible inégalité des êtres physiques. Il est des hommes d'une constitution et d'un tempérament tels, que toutes les plaies physiques semblent à jamais leur partage. Pauvres déshérités de la vie, ils traînent péniblement un corps affaissé, sans ressort et sans énergie, et longtemps seront ainsi tous ceux qui procèderont d'eux !

Les autres parcourent la vie, invulnérables, vigoureux, triomphants : les maladies les visitent sans faire séjour à leur chevet : mais pour eux tout est long, persistant, enraciné. Telle affection n'est qu'un malaise pour les premiers, qui devient un mal grave pour ceux-ci.

Un refroidissement donne un rhume aux aînés, aux privilégiés, une phthisie aux tristes puînés de la santé.

Et cette prédisposition fatale est transmissible, héréditaire, pendant plusieurs générations, d'autant plus qu'elle est moins combattue, d'autant mieux que les conditions qui l'ont fait naître demeurent et poursuivent les héritiers.

Ces causes sont de deux sortes : la misère, l'absence d'air, de soleil, de pain, et le vice, cette autre misère morale, plus cruelle encore que la première.

C'est qu'en effet, ce n'est pas seulement dans le moment présent, que la misère, cette goule insatiable vous torture et vous avilit, pauvres déshérités, c'est dans l'avenir immédiat : votre avenir ; dans

l'avenir plus éloigné : l'avenir de vos descendants.
Lorsqu'elle aura sur vous posé sa griffe fatale, longtemps, longtemps encore, elle y restera empreinte
et il faudra de longs efforts pour en détruire les
pernicieux effets.

Voilà ce qui est héréditaire : ce sont les tempéraments mal venus, peu solides, que la maladie fauche de préférence, parce qu'ils opposent moins de
résistance à ses coups : ce sont les tempéraments
que nous avons nommés *tuberculisables*.

C'est la fréquence de la phthisie dans les familles
frappées de cette tare originelle d'un tempérament
insuffisant, qui a donné lieu à la croyance erronée
de la transmission tuberculeuse par voie d'hérédité.
Et cette croyance une fois établie, les faits lui donnant chaque jour des démentis, il a fallu torturer
les faits, les dénaturer pour les soumettre à cette
théorie préconçue. L'histoire des générations sau-
tées par le vice héréditaire, a été inventée tout justement à cet effet.

Nous donnons ici des preuves, que nous osons
croire indiscutables, de la non-hérédité de la phthisie pulmonaire et nous établissons que : sont héré-
ditaires seulement les tempéraments qui prédispo-
sent à cette maladie.

La différence paraît peu importante tout d'abord,
et pourtant elle est radicale. Si, en effet, le tempérament seul se lègue, nous savons quelles causes
engendrent ou entretiennent ces états constitutionnels dangereux, ne sera-t-il pas facile en les faisant
disparaitre, de reformer ces constitutions mal
venues.

Et n'y parviendra-t-on pas sans attendre le développement morbide qui est, sinon incurable, comme on le prétend à tort, du moins plus difficile à guérir que le tempérament *tuberculisable* à modifier.

Avec la théorie de l'hérédité du germe, il n'y a rien à tenter d'avance pour empêcher le développement du mal : c'est la loi brutale et immuable de la fatalité; avec la théorie de la transmission des conditions favorables à son développement ultérieur, tout peut être élément de lutte, le changement de vie, d'hygiène, etc., tout peut racheter le vice originel et faire du fils d'un lymphatique accusé, mort tuberculeux, un être vigoureux et fort que le tubercule n'atteindra jamais !

Le deuxième point est plus important encore, et là, nous aurons à accumuler les preuves et les arguments, car rien n'est plus profondément enraciné dans l'esprit public que la croyance en l'incurabilité de la phthisie pulmonaire.

Ce mot est aux yeux d'un grand nombre synonyme d'un arrêt de mort, et nous connaissons des praticiens qui affirment nettement, en voyant un malade rétabli, qu'il n'a jamais été atteint de phthisie pulmonaire.

Cependant le jour se fait et cette doctrine que rien ne prouve et que tout dément, commence à être de tous côtés battue en brèche par les esprits qui ne reçoivent point les doctrines toutes faites, mais les retrempent au creuset de l'examen et de la raison.

Nous n'hésitons pas à affirmer la curabilité de la phthisie pulmonaire.

Cette proposition que le raisonnement seul peut

établir, nous la prouverons dans ce livre en l'é-
tayant de faits nombreux et indiscutables. Il est
vrai que ces faits mêmes peuvent ne point convain-
cre ceux qui ne veulent pas être convaincus, et nous
pouvons, sur ce sujet, citer un exemple qui établit
à quel degré d'entêtement et de parti pris, on peut
arriver dans cette voie.

Il y a quelques années, M. R..... se fit ausculter
par un de nos praticiens les plus expérimentés, le
docteur X..., aussi connu par ses excentricités et sa
brutalité que par ses qualités éminentes de praticien :
Vous êtes ....perdu, lui dit-il, vos poumons sont
gorgés de tubercules. Allez dans le Midi pour ga-
gner quelques mois, et c'est tout.... Le docteur ou-
bliant de prescrire en même temps dix ou quinze
mille livres de rentes, nécessaires pour exécuter
cette prescription, le malade nous vint voir, et
après un traitement long, très-long (nous ne pré-
tendons pas guérir les tubercules, comme un rhume
de cerveau), il fut radicalement guéri. Il eut la cu-
riosité de contrôler sur ce point notre affirmation,
et retourna voir le docteur X... Celui-ci affirma que
jamais il n'avait eu de tubercules et que *les médecins qui l'avaient soigné comme phthisique, n'y
entendaient rien.* M. R..... fut impitoyable, il eut le
courage de montrer, à ce docte fourvoyé, sa première prescription et plutôt que d'abandonner une
erreur acquise, consacrée, ce paladin des croyances
mortes osa lui soutenir qu'il n'était pas le malade
examiné par lui deux ans auparavant... »

Nous citons ce fait, mais il en est mille qui prou-
vent qu'avant de faire admettre la curabilité de la
phthisie à certains médecins, il faudra lutter long-

temps et la leur imposer par la voix de tous; aussi est-ce à tous que nous nous adressons.

Il y a cinquante ans qu'un observateur a établi que presque tous les poumons des vieillards, mourant dans les hospices de vieillesse, présentaient des cicatrisations de tubercules anciens : et il y a cinquante ans que tout en admettant ce fait, la science officielle déclare que la phthisie est incurable. D'où vient cette aberration, de ce que la phthisie est une des maladies les plus difficilement curables, de ce que la phthisie ne guérit pas lorsque l'incurie, la négligence l'ont laissée atteindre le dernier terme de son développement. Mais elle a cela de commun avec toutes les maladies sérieuses, et ce n'est pas en affirmant son incurabilité absolue, qu'on décidera les malades à la soigner en temps utile.

Pour nous, la phthisie est une des maladies les plus redoutables et les plus difficiles à combattre. C'est pour cela qu'il nous paraît sage d'accumuler les efforts et les soins pour tenter de la guérir. Pour beaucoup de praticiens la maladie se divise en deux phases : la première où, disent-ils, il n'y a rien à faire, parce que c'est insignifiant; la deuxième, où il n'y a rien à faire, parce qu'il est trop tard; nous pensons, nous, qu'il ne faut jamais traiter légèrement ou abandonner les troubles persistants de la fonction respiratoire. A tout degré de son évolution, au début comme toujours, il nous paraît mauvais de lui opposer ces médications banales, insuffisantes, ces calmants, ces futilités médicamenteuses que n'inspire pas la conviction d'un résultat sérieux à obtenir. Pour nous, *la phthisie est curable, mais difficilement curable*, et il faut toutes les ressources d'une thérapeutique active et d'une hygiène sévère, pour s'en rendre maître. Sans répit, à toute heure, il faut entourer le malade d'une surveillance éclairée, infatigable et encore on ne réussit pas toujours ; le degré de l'affection, le caractère individuel, les conditions de bien-être, le genre de vie, etc., etc., une puissance inconnue qui donne à des cas, en apparence identiques, une gravité différente, font souvent échouer les efforts du praticien le plus convaincu. Mais il y aurait folie à prétendre réussir toujours dans la maladie la plus cruelle de toutes, et il est suffisant de guérir quelquefois pour légitimer toutes les tentatives. Ne guéririons-nous qu'un malade sur cent, le résultat nous paraîtrait suffisant lorsqu'il s'agit d'une maladie qui pour tant de praticiens est incurable. Et certes, nous pouvons prouver qu'on en peut sauver dix fois plus en général, cinquante fois plus quand la maladie est prise à son début.

Nous terminons ce livre par un chapitre spécial sur le traitement que réclame la phthisie, et surtout sur le régime et l'hygiène qui peuvent en préserver ceux qu'une organisation mauvaise, une origine malsaine paraissent vouer à ce cruel fléau.

S'il est possible de guérir, combien il l'est davantage de prévenir le mal ; pour cela, d'ailleurs, le malade peut être guidé et éclairé sans avoir recours à la science du médecin : aussi avons-nous fait une large place à cette hygiène préservatrice.

Voici ce livre : fait pour les gens du monde, il aura atteint son but s'il leur peut persuader que la phthisie n'est point héréditaire, qu'elle est curable et qu'un régime et des prescriptions faciles à suivre peuvent en préserver toujours et la guérir souvent.

Il nous a semblé que ce préambule était nécessaire : avant d'engager le lecteur à nous suivre, nous avons cru devoir esquisser le sujet que nous allons traiter. Ceci n'est point un livre d'amusement : nous avons voulu en quelques mots lui apprendre ce qu'il y trouvera pour l'encourager à poursuivre, si ces études peuvent l'intéresser, pour ne point abuser de ses instants, si ces notions et le but de ce travail lui sont indifférents.

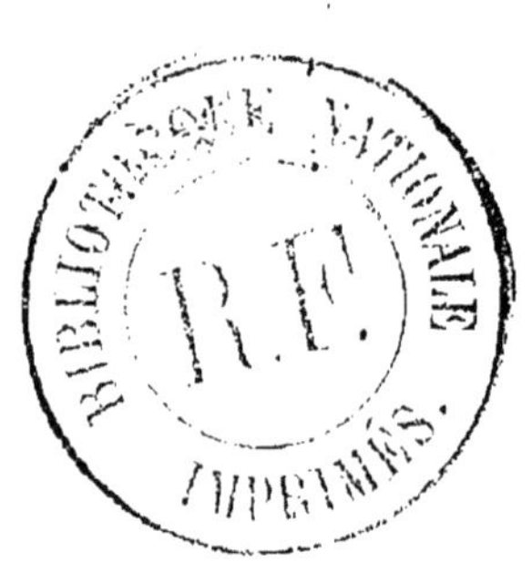

PREMIÈRE PARTIE

LE POUMON

ET

LA RESPIRATION

I

LES POUMONS

Les savants ont cru devoir donner le nom
de *thorax* à ce que tout le monde appelle naï-
vement poitrine.

C'est une cavité qui occupe à peu près la
moitié supérieure du tronc; elle est séparée de
l'autre moitié, le ventre (*abdomen*), par une
cloison musculeuse appelée le diaphragme, et
elle communique en haut par un orifice étroit
avec la région du cou.

Cette cavité a pour charpente les vingt-
quatre côtes reliées entre elles en avant par
un os aplati (*le sternum, os de la fourchette*),
et en arrière par la colonne vertébrale qui lui

sert de point d'appui, et fait un relief assez prononcé à l'intérieur.

Cette charpente supporte des chairs ou muscles enchevêtrés qui forment la cavité et avec le diaphragme concourent à une série de mouvements, dont le résultat est d'augmenter et de diminuer alternativement sa capacité.

C'est dans cette cuirasse mobile, abri précieux et pourtant encore incomplet, que la nature a placé les organes les plus essentiels à la vie, les deux poumons et le cœur.

Les poumons sont de forme à peu près identique, quoique d'un volume inégal.

Ce sont deux demi cônes profondément excavés en dedans, convexes en dehors. La face convexe s'applique parfaitement aux contours de la cavité pectorale.

La face concave, adossée à celle du poumon opposé, laisse entre eux un vide très-important qu'on nomme médiastin (*milieu*), quoiqu'il soit situé un peu à gauche du milieu du corps.

C'est dans cette logette centrale et en avant que se trouve le cœur, couché sur la substance des poumons comme en un lit moelleux qui l'entoure presque de tous côtés. Derrière lui on rencontre :

1° Les gros vaisseaux qui en partent et y arrivent, et dont les lésions sont aussi graves que celle du cœur lui-même.

2° La trachée ou canal aérien du poumon et ses deux divisions les bronches ;

3° Et, enfin, la première partie du canal alimentaire (*œsophage*) qui traverse cette région, à laquelle il est tout à fait étranger, pour atteindre l'estomac situé en dessous.

De ces rapports découle un fait capital : le voisinage immédiat du cœur et des poumons ; des relations plus intimes encore établies par la brièveté des vaisseaux sanguins, qui vont de l'un aux autres, et par l'étroite connexion de leurs fonctions, nous expliquent le lien intime qui les unit dans leurs mutuelles maladies.

La base des poumons, excavée aussi, repose sur la voûte du diaphragme qui la sépare du ventre : ce voisinage explique la gêne de la respiration dans les hydropisies et les tumeurs du ventre.

Le sommet arrive sous la première côte et,

la dépassant dans les inspirations forcées, se trouve un peu à découvert au fond de ces cavités disgracieuses qu'on appelle communément les *salières*.

Nous avons dit que les poumons sont inégaux; en effet, le droit est plus large et un peu moins haut que le gauche.

Des fentes (*scissures*) les divisent incomplétement dans leur hauteur en plusieurs parties ou lobes. Le poumon droit a trois lobes, le gauche en a deux.

L'aspect extérieur du poumon est lisse et brillant, ce qu'il doit à une membrane qui l'enveloppe, la plèvre, dont nous parlerons plus loin.

Sa couleur varie, suivant l'âge et les maladies, du gris rosé ou azuré au rouge vineux plaqué de taches bleuâtres.

Son volume varie plus encore, car c'est vraiment le volume de l'air qu'il contient. Chez l'enfant qui n'a pas respiré, c'est un tubercule très-petit. Mais, dès les premières inspirations, il s'étend subitement au volume que son élasticité naturelle lui fera garder désormais.

Par lui-même, il a le poids de tous les autres organes, mais l'air dont il est imprégné et dont on ne peut jamais le débarrasser complétement, le rend extrêmement léger.

Un poumon qui n'a pas respiré, celui d'un enfant mort-né, tombe au fond de l'eau ; celui qui a respiré surnage. De cette indication découle une expérience infaillible que fait le médecin légiste, pour démontrer le meurtre d'un enfant né viable et faire la preuve saisissante et terrible du crime d'infanticide.

Le poids absolu des poumons est en moyenne d'un kilog. pour la femme arrivée à un développement complet, et de 1,250 grammes pour l'homme adulte d'une force moyenne.

II

LA SUBSTANCE PULMONAIRE

Tel est le poumon examiné superficielle-
ment; mais si, poussant plus avant notre recherche, nous voulons connaître sa composition intime, sa contexture, nous trouvons
qu'il renferme des éléments divers qui sont :

1° La substance propre, substance pulmonaire ;

2° Les canaux qui le pénètrent, canaux
aériens et sanguins ;

3° Une pellicule qui l'enveloppe de toutes
parts, la plèvre.

Etudions rapidement chacune de ces parties.

La masse pulmonaire est molle, spongieuse, elle crépite sous les doigts par la sortie de l'air qu'elle renferme, mais ce tissu est résistant et très-élastique, il se distend et revient sur lui-même, et se déchire très-difficilement.

Qu'est-ce qui constitue cette masse en apparence homogène ? Quels éléments les moyens de grossissement y font-ils découvrir ? Voici ce qui nous reste à dire, voici ce qui nous est le plus utile pour l'étude de la fonction et des altérations de cet organe.

A première vue et en dehors des lobes dont nous avons parlé, le poumon paraît être une masse entièrement unie et en cohésion complète, mais une dissection attentive fait voir que cela n'est qu'apparent ; chaque lobe du poumon se divise en lobules plus petits, ceux-ci en d'autres parties de plus en plus tenues ; c'est une vaste grappe dont tous les grains sont réunis par une substance intermédiaire qu'on appelle tissu cellulaire : celui-ci, les accolant

les uns aux autres, donne à la masse sa forme
et sa consistance.

A chaque grappe arrive une division du
canal aérien ou *bronche*, à chaque lobule un
canal plus petit encore, en sorte que cette division ramifiée fait du poumon une quantité in-
finie de petits poumons attachés les uns aux
autres, ayant tous la même force, la même
structure, terminant tous un canal aérien ou
bronchique, recevant tous une veine, une
artère et des nerfs. Ce petit poumon, partie et
image du poumon tout entier, s'appelle lobule
primitif; la structure du poumon étant celle
de tous ces lobules primitifs, nous devons
étudier attentivement leur structure.

Les canaux respiratoires, après les divisions et subdivisions nombreuses, se terminent tous en un cul-de-sac irrégulier qui n'est
autre que le lobule. Ce cul-de-sac est divisé
en petites logettes qui lui donnent au dehors
l'aspect de grains microscopiques; des cloisons minces séparent ces cavités qui sur le
fond et les parois du lobule forment des alvéoles
à peu près analogues, sous un volume incom-

parablement plus petit, à celles des rayons de ruche.

C'est dans ces dernières divisions de la sub-stance pulmonaire que l'acte respiratoire s'ac-complit.

Disséqué, étendu, voilà le lobule primitif; mais le tissu cellulaire répandu entre tous les grains, rattachant tous les grapillons, juxta-posant toutes les grappes, les déforme, les adapte les uns aux autres de façon à ce qu'une mince cloison sépare les différents lobules.

Quelque petites que soient ces cavités res-piratoires, on peut encore y distinguer des parties de nature différente, plusieurs tissus composent ces cloisons microscopiques, on peut encore diviser en plusieurs couches cette division suprême du poumon.

D'abord la masse cellulaire environnante forme une charpente qui prend le nom de membrane fibreuse du lobule; cette membrane est elle-même tapissée par une autre plus fine qu'on appelle la muqueuse; enfin, à la surface de celle-ci, en contact immédiat avec l'air, est étendu un vernis protecteur qu'on appelle épithélium et qui, à l'intérieur, est l'analogue de l'épiderme qui recouvre la peau.

Entre ces membranes et dans leur épaisseur circule un réseau de vaisseaux *capillaires*, ce qui veut dire ayant le calibre d'un cheveu, mais qui sont en réalité beaucoup plus ténus encore.

Ces vaisseaux, très-rapprochés les uns des autres, forment dans le tissu des lobules une véritable couche sanguine qui baigne leur surface.

A ce réseau microscopique, des artères apportent le sang, puis des veines l'emportent, serpentant les unes et les autres, comme les nerfs qui président au fonctionnement de l'organe, dans les interstices cellulaires des lobules.

III

LES BRONCHES, LES VAISSEAUX ET LA PLÈVRE

Chaque petit canal aérien parti d'un lobule pulmonaire se réunit à un autre, celui-ci à un autre encore, et ainsi de suite jusqu'à ce que, par leur réunion, ils forment une petite bronche ou bronche capillaire.

Celles-ci, de plus en plus larges, de plus en plus épaisses, se confondent de même deux à deux, comme les branches d'un arbre, et finissent par se réunir en deux branches uniques. Le tronc commun de cet arbre creux, aux divisions multiples et régulières, c'est la trachée artère et le larynx dont la base saillante à l'extérieur, sous le nom de pomme d'Adam, se réunit avec le canal alimentaire et les fosses nasales, première partie de ce tube aérien, en un vestibule commun qui s'appelle le gosier. Voilà l'arbre respiratoire tout entier, seulement cet arbre a sa base en haut et ses ramures en bas.

Supposez une division identique pour les veines et les artères pulmonaires qui, elles, ont l'expansion de leurs branches éparses dans les poumons et leurs racines au cœur, et vous aurez une idée suffisante de ce triple courant, en apparence inextricable, où circule toujours séparés, bien que toujours côte à côte, le sang veineux, le sang artériel, ces liquides vitaux, et l'air, ce fluide vivifiant, confluent prodigieux où s'élabore la vie, et dont les ramifications ont mérité des anciens anatomistes le nom d'*admirable réseau*.

Or, ces vaisseaux, qui vont du cœur aux poumons, ont à peine quelques centimètres de parcours, en sorte que ces organes semblent être l'expansion feuillue du système circulatoire, qui va s'étaler en larges nappes dans les poumons pour se mettre en un contact plus étendu avec l'air, ce grand régénérateur. C'est comme un feuillage que l'être animal porte en lui-même et qui y joue le même rôle que le feuillage extérieur des plantes, avec cette diffé-rence, que le végétal plonge ses feuilles respi-rantes au sein de l'élément qu'il absorbe, tandis que l'animal le fait, par ses mouve-ments, pénétrer en son sein et imprégner la substance pulmonaire.

Est-ce tout? non encore. Pour faciliter le mécanisme de cet appareil admirable, pour permettre au soufflet de jouer sans frottement ni fatigue, une membrane toujours imprégnée d'un liquide onctueux, — sorte de poche à la surface de laquelle la nature fait suinter l'huile nécessaire à ses mouvements, — la *plèvre* enfin, tapisse d'une double pellicule, non-seulement la surface du poumon qu'elle limite, mais en-core les parois de la cavité où le poumon se meut.

Que, par un mécanisme dont nous allons parler tout à l'heure, la poitrine vienne à s'agrandir, et doucement, sans choc ni secousse, le poumon suivra et se distendra.

L'air appelé par cette dilatation se précipitera dans les canaux aériens, remplira les lobules, pénétrera en un mot toute la substance pulmonaire.

Là, il rencontrera, baignant toute la surface, le sang veineux noir, *ayant vécu*, que les veines ont apporté, il le pénétrera pour le modifier et en fera le sang artériel rouge et plein de vie qui doit aller porter tout à l'heure à chaque point de l'humaine machine la sève et la chaleur.

Une pompe aspirante et foulante admirablement organisée, agissant par des pistons minutieusement ajustés et par les vibrations de son corps de pompe, lui-même mobile, le cœur lancera alternativement aux poumons le sang usé et en ramènera le sang vivifié, alternativement répandra par tout le corps ce sang rutilant à la place du sang veineux qu'il lui aura repris. Voilà en quelques mots le phénomène respiratoire; mais cet aperçu ne peut suffire pour l'intelligence de cette étude; nous allons, tout en restant aussi bref que possible, donner sur cette fonction quelques développements indispensables.

MÉCANISME DE LA RESPIRATION

C'est la respiration qui fournit à la nutrition les éléments gazeux qui lui sont nécessaires, et c'est dans l'air atmosphérique qu'il les puise incessamment.

Nous avons dit que contrairement aux feuilles, poumons des végétaux, qui, plongés dans l'élément respiratoire, n'ont qu'à s'en laisser pénétrer pour accomplir leur fonction, les poumons de l'animal, abrités en son intérieur, doivent appeler l'air extérieur, et par un mécanisme quelconque le porter au contact de la substance respiratoire. C'est la cage thoracique qui est l'agent de ce mécanisme dont nous allons décrire les phases diverses.

Le but est double : faire pénétrer l'air respirable, expulser l'air expiré.

Une comparaison vulgaire, mais saisissante, va nous servir à faire toucher du doigt ce phénomène.

Le soufflet de nos foyers, quelle que soit sa forme et ses dimensions, se compose toujours de trois parties articulées : 1º le panneau inférieur percé d'un trou et muni du col ou tuyau d'émission de l'air; 2º le panneau supérieur articulé sur le précédent au point de jonction du corps et du col ; 3º une membrane molle unissant les bords des deux panneaux et qui enferme ce qu'on nomme l'âme du soufflet.

Eh bien, si l'on ferme le trou du panneau inférieur par lequel, pour l'usage, l'air est appelé, et qu'on tienne le soufflet verticalement appuyé sur une table en le maintenant par le tuyau, si dans cette position on fait mouvoir le panneau mobile ou supérieur, on opèrera exactement le phénomène d'inspiration et d'expiration. Le soufflet est fermé, la main soulève en avant et en haut le panneau mobile, le vide se fait, l'air pénètre par le tuyau et remplit l'*âme* agrandie, la main attire alors en bas et en arrière le panneau mobile, l'air est chassé et *l'âme* se vide.

Pas un détail à changer pour le poumon : le panneau rigide de ce soufflet organique, c'est la colonne vertébrale ; le panneau mobile, ce sont les côtes articulées avec elle ; le tube d'émission et d'appel de l'air, c'est la trachée, le larynx. Les parois de l'âme, molles et dépressibles, sont sur les côtés tous les muscles qui se trouvent placés entre les côtes, les *intercostaux*, et en bas, ce muscle membraneux, étendu, flexible et extensible, qui s'appelle le *diaphragme* ; et tout cela se meut et s'étend comme le cuir du soufflet quand la cavité s'étend ou diminue. Mais quelle est donc la force qui fait ainsi mouvoir les parois l'une sur l'autre et remplace l'effort de la main, qui tout à l'heure soulevait et déprimait le panneau mobile ? Ici ce sont tous les muscles et ils sont nombreux, nous l'avons vu, qui s'atta-

chent à la carapace thoracique, qu'ils viennent
d'en haut ou d'en bas.

Quand les parois de la poitrine sont affaisées,
les côtes sont rapprochées de la colonne vertébrale, les espaces qui les séparent diminués,
le muscle diaphragme qui la ferme est voûté et
le soufflet est vide d'air. Alors tous les muscles
de la poitrine qui s'attachent au cou, aux bras,
à la colonne vertébrale, se contractent et sou-
lèvent en haut la carapace... Le soufflet s'ou-
vre et pour remplir le vide, un courant d'air
rapide pénètre dans cette cavité par son orifice : l'inspiration est accomplie.

A ce moment les muscles inférieurs, ceux
qui de la poitrine vont s'attacher aux lombes,
aux os des hanches et les muscles du ventre,
entrent en mouvement, rabaissent les côtes,
rétrécissent la cavité et chassent l'air qui y est
entré : c'est l'expiration.

Quelques muscles seulement agissent dans
les respirations ordinaires : tous entrent en jeu
dans les respirations forcées, et toujours d'une
façon inégale, selon les conditions personnelles et selon l'étendue de la respiration.

Ainsi, chez les femmes, l'usage du corset et surtout la fonction de gestation qui l'empêche de faire concourir le diaphragme à l'inspiration, font que la respiration est pectorale.

Certains exercices du chant, au contraire, cherchent à développer la respiration ventrale ou diaphragmatique parce qu'elle se soutient bien plus longuement et plus sûrement que l'autre. Dans certains cas pathologiques, l'asthme, par exemple, les bras eux-mêmes doivent concourir à la respiration, et l'on voit les malheureux qui en sont affligés, guidés par l'instinct, faire de leurs bras roidis un point d'appui fixe pour soulever leur poitrine rebelle.

A part ces cas exceptionnels, l'acte respiratoire s'accomplit sans efforts et presque d'une façon insensible, et — du moins on peut le penser—seulement à l'aide des muscles plus spécialement destinés à cet acte, les intercostaux et le diaphragme. Chez l'homme l'acte respiratoire se renouvelle en moyenne dix-huit fois par minute. Chez l'enfant nouveau-né, il est beaucoup plus fréquent, il atteint

quarante-quatre. C'est d'ailleurs le même phénomène que pour les pulsations du pouls qui
sont chez l'enfant doubles de celles de l'homme
fait.

Les causes les plus variables font augmenter cette fréquence.

La course est la plus importante de ces
causes. Un cheval au repos respire dix fois
par minute, cinquante fois quand il marche au
trot, soixante-cinq fois quand il marche au
galop. Dans ce cas, certes, le mouvement
est le principal agent de cette accélération,
mais le courant plus rapide de l'air y entre
aussi pour une bonne part. Nous avons observé, en effet, qu'en chemin de fer notre respiration augmente notablement et d'autant
plus qu'on occupe un compartiment plus accessible à l'air.

L'effort, le chant, le parler font aussi varier ce nombre de respirations; le chant régle-
mente même cet acte physiologique, l'émotion
l'accélère notablement, et à ce signe physiologique certains artistes empruntent un moyen

dramatique d'un grand effet, le soulèvement rapide des parois de la poitrine.

Il résulte de ceci qu'à part certains cas exceptionnels, les deux phénomènes de l'acte respiratoire durent environ trois secondes. L'inspiration semble être un peu plus longue, mais cela tient à ce que, après l'expiration, il y a un court temps de repos séparant les deux mouvements complets.

V

PHÉNOMÈNES RESPIRATOIRES

Le résultat de ce mécanisme, c'est l'agran-
dissement de la poitrine : or, la poitrine agrandie, c'est le poumon distendu. Nous savons
que le poumon est élastique, il doit suivre, et
suit en effet la cage qui le contient, et ce sont
en effet ses cavités qui profitent de cette aug-
mentation de volume. Ces cavités, nous le
savons, sont en communication avec l'air au
moyen de canaux toujours béants ; la trachée,
grâce à ses cartilages, la gorge, grâce aux os
qui la soutiennent, le nez enfin, grâce à sa
charpente osseuse et cartilagineuse.

L'air n'a donc pas d'obstacles à franchir,

sitôt que les cavités du poumon s'agrandissent, il se précipite; sitôt qu'elles diminuent, il sort. Toutefois en pénétrant il frôle les bifurcations et les parois des bronches qui deviennent de plus en plus petites, tandis qu'en sortant le chemin va s'agrandissant toujours; aussi l'inspiration s'accompagne-t-elle d'un bruit perceptible qui manque dans l'expiration et qu'on nomme le *murmure vésiculaire*.

Le murmure vésiculaire est doux et limpide, mais qu'un obstacle plus considérable s'oppose au passage de l'air et ce bruit sera modifié. Or, les maladies du poumon créent de ces obstacles tantôt solides (*engorgement, induration, etc.*), tantôt liquides (*mucosités* et *suppuration*). D'autres fois elles y creusent des cavités où ce bruit s'amplifie et se transforme : c'est là la base de l'auscultation.

Oui, ce souffle aussi ténu que la respiration d'un oiseau, ce bruit qu'on a nommé *murmure* vésiculaire, et que chacun de vous, lecteur, peut entendre sur une poitrine saine, a été la base de cette science nouvelle. Tous les hommes, tous les observateurs, tous les savants avaient écouté sans entendre : au commencement de ce siècle, un homme, Laennec, écouta, entendit et comprit tout ce que renfermait de révélations cet atome de son, ce souffle infiniment petit.

Nous avons dit quelles causes changeaient le système de la respiration ; nous devons étudier les raisons de ces variations et aussi les différents phénomènes physiologiques qui se rattachent à l'acte respiratoire.

L'*effort* suspend la respiration, dans une inspiration inachevée.

Il faut en effet pour l'effort un point d'appui immobile, et c'est le tronc raidi qui le présente, les muscles inspirateurs et expirateurs sont donc fortement contractés pour amener cette immobilité.

La *course* étant une série d'efforts, les mouvements respiratoires sont d'autant plus rapides qu'ils sont plus fréquemment interrompus.

Les efforts spéciaux d'*expulsion abdominale* s'accompagnent d'expiration forcée. La poitrine en se fermant presse en effet sur le tube intestinal, et même dans l'acte de l'*accouche-ment*, la suspension de la respiration est un élément important.

Dans le *vomissement*, le même but mécanique est atteint par l'arrêt de l'acte respiratoire. Dans la préhension des aliments et des boissons, au contraire, il y a sans nul doute un mouvement d'inspiration qui se joint aux mouvements propres de la bouche et de la gorge et qui amène parfois l'*engouement*, c'est-à-dire la pénétration des aliments dans le larynx, quand, par le rire, la surprise ou toute autre cause est suspendu l'acte d'un petit obturateur, la *glotte*, lequel se trouve placé à la jonction des deux canaux, et en établit ou ferme alternativement la communication.

Enfin, comme tous les muscles qui sont toujours en mouvement, les muscles de la respiration ont des spasmes.

Le *baillement* est un de ces spasmes de l'appareil respiratoire. C'est une respiration forcée, lente et saccadée à laquelle s'ajoute, par la fatigue des muscles de la mâchoire, l'ouverture spasmodique de la bouche.

Le *hoquet* est le spasme propre du diaphragme. Il est causé par une série de contractions rapides, violentes et parfois douloureuses de ce muscle; le résultat en est une expiration brusque et involontaire. Tous les moyens qui suspendent la respiration un peu longuement peuvent y mettre fin; et tous les moyens employés pour l'arrêter ne sont en effet que des subterfuges cachant une suspension longue de la respiration (boire longuement, croquer du sucre, subir une surprise brusque, etc.).

Le *sanglot* est un hoquet rapide, saccadé et amené par une cause spéciale, dépendant du système nerveux central.

Le *rire* est une série de respirations saccadées et bruyantes, dépendant, comme le sanglot, de l'intellect.

Le *ronflement* au contraire est un phénomène purement mécanique causé par les vibrations du voile du palais, mêlé au bruit de l'air dans les mucosités des voies respiratoires.

L'*expectoration* est l'émission de ces mucosités.

La *toux* est la manifestation de leur présence. Ce sont en effet le plus souvent des corps étrangers : poussière, mucosités, etc., qui amènent cet effort spasmodique d'expiration dont le résultat est leur expulsion. Mais la toux peut survenir sans cette cause (toux sèche) : c'est alors que l'irritation vient de l'organe lui-même, que la muqueuse est titillée par une inflammation, une altération du tissu, ou même par une action nerveuse.

L'*éternuement* lui-même et le *crachement* font agir la respiration. C'est en effet un courant d'air qui dans les deux cas balaie les mucosités, dans l'éternuement par un spasme involontaire, dans le crachement par un mouvement soumis à la volonté.

VI

ACTES CHIMIQUES DE LA RESPIRATION

Quand l'air entre dans la poitrine il est à la température ordinaire, quand il sort il est chaud; il était sec, il est chargé de vapeur d'eau; il contenait vingt et une parties d'oxigène sur cent, et une quantité infinitésimale d'acide carbonique, il ne renferme à sa sortie que quinze à seize pour cent d'oxigène et cinq pour cent d'acide carbonique.

Quels phénomènes se sont donc accomplis entre l'entrée et la sortie de l'air pour donner de tels résultats, c'est ce que nous allons dire.

L'élévation de température est facilement appréciable, on la perçoit en respirant sur sa main, on peut la mesurer en respirant sur un thermomètre.

La présence de la vapeur d'eau est aussi facile à noter : par les températures basses, c'est elle qui, en se condensant, solidifie notre souffle, et nous permet de le distinguer. Mais pour mesurer exactement et cette proportion d'eau et le changement de composition de l'air, il faut recourir à des procédés chimiques qui pour être plus complexes n'en sont pas moins compréhensibles et dont il est nécessaire d'esquisser au moins la description, afin que le lecteur puisse être bien pénétré du degré de précision de ces recherches fondamentales.

L'appareil qui sert à analyser l'air atmosphérique, sert aussi à l'analyse de l'air expiré, et voici très-substantiellement comment il est construit.

Supposez un tube de verre, ouvert à l'une de ses extrémités et aboutissant de l'autre à un réservoir plein d'eau, qui, s'écoulant peu à peu, pratique naturellement le vide et force l'air à pénétrer dans le tube et à le parcourir : placez sur la longueur de ce tube tous les réactifs qui peuvent isoler les divers éléments de l'air, dosés et pesés : ouvrez le robinet du récipient terminal, l'air entrera, baignera les réactifs, s'y dépouillera de tous les éléments que ces réactifs conservent, et le résultat, le résidu de ces décompositions successives, sera recueilli dans le vase terminal.

Mettons sur le passage de ce courant d'air, dans la continuité de ce tube, d'abord de l'acide sulfurique anhydre dans un tube courbé : ce corps très-avide d'eau retiendra toute celle que l'air contient.

Plus loin, dans un matras, plaçons de la potasse caustique, ce corps avide d'acide carbonique arrêtera au passage cet élément de l'air examiné.

Enfin, dernière réaction, dans un tube de porcelaine chauffé à blanc, étendons de la limaille de cuivre, cette masse métallique portée à cette température arrêtera tout ce qu'il y a d'oxigène dans l'air, et se l'assimilera pour s'oxider. Enfin, après ces emprunts successifs, l'air arrivera dans le vase d'appel et à des caractères qu'il est inutile de faire ressortir, on n'y reconnaîtra plus alors que de l'azote pur.

Eh bien, si l'on a pesé avant l'opération le tube d'acide sulfurique, le matras de potasse, le manchon où chauffe le cuivre, en les pesant après on aura exactement la quantité d'eau d'acide carbonique et d'oxigène contenu dans l'air. Le poids d'azote s'évaluera en comparant le poids du vase terminal avant et après, en tenant compte toutefois de la quantité d'eau écoulée pendant l'opération.

Ce procédé qui serait insuffisant pour une étude complète de l'air est suffisant pour cette recherche comparative dont l'acte respiratoire est l'objet.

On n'aura donc qu'à opérer d'abord avec l'air atmosphérique, c'est-à-dire l'orifice étant simplement ouvert, puis avec l'air expiré, c'est-à-dire en soufflant dans un matras qu'on adaptera à l'extrémité de l'appareil, pour avoir les termes de comparaison et voir les modifications survenues dans la composition de l'air pendant l'acte respiratoire : ces différences sont exactement celles que nous disons plus haut.

Comment s'est opérée cette modification, voilà ce qui nous reste à établir.

Pour y atteindre voyons quelle est la situation du poumon, quand il a été rempli par l'inspiration. D'un côté l'air emplit les vacuoles du poumon, c'est une éponge pleine d'air en tous ses pores. Une mince membrane sépare cet air du sang qui, nous l'avons dit, s'étend comme une nappe liquide sous la surface même de la substance respiratoire. Eh bien ! certains éléments de cet air vont entrer dans le sang, certains éléments du sang vont être rendus à l'air.

Voilà où commence le mystère, croyez-vous ; non pas. Une loi physique bien simple mais peu connue (1), préside à cet échange et

(1) Cette loi est la loi d'endosmose et d'exosmose, elle peut être ainsi brièvement exposée : toutes les fois qu'une membrane organique (c'est dans l'espèce la membrane muqueuse pulmonaire interposée entre l'air des cellules et le sang des vaisseaux), sépare deux fluides, liquides ou gaz, de densité différente, il y a une tendance invincible pour chacun d'eux à

nous explique aisément le phénomène; en vertu de cette loi, le sang prend l'oxigène à l'air et lui rend de l'acide carbonique et c'est dans son cours à travers tous les organes que le sang opère les transformations, dont ce double phénomène n'est que le résultat.

A chaque mouvement respiratoire ordinaire on a calculé qu'il entrait un demi-litre d'air dans le poumon, à dix-huit mouvements par minute, cela fait neuf litres ou cinq cent quarante litres d'air pour une heure... On voit de suite quelle quantité énorme d'air est nécessaire à cet acte important, et combien nos habitations étroites nous partagent pauvrement le seul aliment qui ne s'achète pas. Cette quantité est bien inférieure à celle que le

traverser la membrane qui les sépare malgré toutes les lois de la pesanteur, et toujours le courant qui résulte de cette tendance, se fait du fluide le moins dense vers le plus dense. Ces conditions se rencontrent également dans les deux phénomènes intimes dont il s'agit, cette loi nous explique donc parfaitement cet échange incessant entre l'air respirable et le fluide sanguin.

poumon peut absorber ; une inspiration profonde peut engloutir jusqu'à quatre et cinq litres et encore toute la substance du poumon n'est pas emplie d'air. Ainsi rassurez-vous, pauvres souffrants, auxquels on prononce trop facilement les mots de cavernes, de poumons rongés et détruits, rassurez-vous, la phthisie est certes un ennemi redoutable, mais la nature a décuplé l'étendue de l'organe qu'elle attaque, et si la maladie détruit, l'organisme remplace le point excavé en faisant agir cette bienfaisante réserve.

Sur cette quantité tout ne sert pas à la respiration. A moins d'obstacle à la sortie de l'air, il n'y a d'absorbé qu'une partie de cet air inspiré. L'autre portion ressort comme elle est entrée, sans avoir servi à l'acte respiratoire.

L'acide carbonique est le résidu de la combustion des corps. C'est le gaz qui s'échappe du foyer, et la combustion n'est, à vrai dire, que le résultat physique de la combinaison de carbone ou charbon avec l'oxigène de l'air.

Or, la respiration, elle aussi, prend l'oxigène

à l'air et lui rend de l'acide carbonique. Ne serait-ce donc qu'une combustion? Eh! oui, et Lavoisier, qui le premier conçut l'idée de ce phénomène, n'eut que le tort de le placer dans le poumon lui-même, dont il fit le foyer de cette combustion organique.

Le poumon met les éléments en présence, mais la combustion se fait dans tous les points du corps.

C'est ce dernier phénomène de l'acte respiratoire que nous devons étudier maintenant.

VII

NUTRITION RESPIRATOIRE

L'essence des êtres organisés, c'est l'acte de la nutrition : si nous ne connaissons point la nature intime de cet important phénomène, nous pouvons du moins en quelques mots faire comprendre en quoi il consiste.

Tous les corps organisés, hommes, animaux, plantes, prennent à tout ce qui les entoure des éléments qu'ils ajoutent à leur masse, gardent quelque temps et rendent ensuite sous une forme nouvelle.

Ce va-et-vient incessant est la loi solennelle de la vie : quand il cesse, le corps organisé devenant un corps inorganique, c'est la mort.

Notre corps tout entier est le champ de combinaisons chimiques incessantes. Des éléments arrivent, se rencontrent, se combinent ; à cet état, ils forment ici les os, là les chairs, la peau, les cheveux, etc. Ils restent ainsi pendant quelque temps, mais la main invisible et puissante qui les mène, les porte à de nouvelles formes, à de nouvelles compositions, elles se désagrégent, se décombinent, reprennent la route qui les amena jadis et quittent le corps.

Cette combinaison qui édifie nos organes est l'*assimilation*, parce que chaque partie du corps s'assimile des éléments de même nature : l'opération contraire est la *désassimilation*.

La digestion fournit les éléments solides et liquides qui doivent faire partie de nos tissus ; les sécrétions, l'urine surtout, les emportent après qu'ils ont vécu.

La respiration fournit de même les éléments gazeux et les remporte.

Or, tous nos tissus sont des composés divers d'azote, de carbone et d'hydrogène avec l'oxygène. C'est la digestion qui fournit les premiers dans des éléments complexes et divers. C'est la respiration qui fournit l'oxygène.

La vie organique c'est donc l'oxydation de ces éléments, c'est donc la combustion intime et incessante de nos tissus...

Nous savons par où entrent et par où sortent ces produits, mais le véhicule quel est-il?

C'est le sang,

Liquide aussi mystérieux dans ses fonctions que le fluide nerveux dans ses effets, principe dispensateur de la vie et de la chaleur, Protée changeant sans cesse de forme et de composition, agent de toutes les fonctions, de tous les phénomènes dont le but final s'appelle la vie, humeur vivante elle-même comme l'éponge complexe dont elle imprègne les parties les plus ténues, le sang est le foyer mobile et sans localisation où s'accomplissent ces compositions et ces décompositions multiples.

Le sang est composé d'un liquide albumineux, le sérum, et de corps organisés visibles à un fort grossissement et qu'on nomme les *globules*.

Ces corps, partie active du sang, sont de deux espèces : les globules blancs, qui sont très-rares et ne jouent qu'un rôle secondaire, sont sphériques, pointillés, plus gros que les globules rouges et absolument identiques aux globules du pus. Les globules rouges sont extrêmement nombreux dans le sang ; ce sont de petits disques aplatis, un peu déprimés au milieu, entassés en diverses positions, comme des pièces de monnaie et formant par leur rapprochement les groupes les plus variés. Ces atomes organiques sont bien visibles au microscope et pourtant ils né mesurent que quatre à cinq millièmes de millimètres de diamètre. On peut y distinguer une enveloppe et un contenu : on peut voir cette enveloppe, quand on ajoute certaines préparations nuisibles, se gonfler jusqu'à crever, puis se ratatiner ensuite comme une vessie vide.

Ce sont là, à n'en pas douter, les véhicules des éléments de la nutrition. Ils sont petits, mais innombrables, et le sang est doué d'une telle rapidité de mouvement que leur office se répète à l'infini..

Les gaz et les liquides pénètrent ces petits corps en vertu de la loi d'endosmose dont nous avons dit un mot ; ils sont portés dans un autre point et là l'exosmose les en débarrasse.

Des recherches d'une précision rigoureuse ont suivi le sang dans tout son parcours. Cl. Bernard, le plus étonnant chercheur de notre temps, a suivi ce liquide pas à pas dans sa marche, et il a vu qu'il prenait de point en point les éléments de la nutrition et rendait ailleurs ses résidus.

En ce qui concerne la respiration le fait n'est pas douteux.

Dans un vase comme dans les vaisseaux le sang pénétré d'oxygène est rouge vif.

Sans oxygène il est rouge-noir. Or, c'est en effet la qualité du sang après et avant sa sortie des poumons, et cette qualité est due aux globules qui donnent leur coloration propre au liquide qui les contient.

Nous savons, nous avons dit déjà que les

opérations chimiques se continuent au sein des tissus ; mais, c'est dans le sang qu'elles se font en grande partie, et c'est grâce à ces combinaisons opérées dans son sein, qu'il porte partout la chaleur invariable de 35 à 37 degrés qui est la température de l'homme.

Les artères qui, du poumon vont au cœur, pour être lancées de là dans tous les points du corps, transportent un sang rutilant, chargé d'oxygène. Celles qui reviennent du corps au cœur et au poumon ont un sang noir, c'est-à-dire désoxygéné et sont chargées d'acide carbonique. Si l'air manque au poumon, si l'asphyxie survient, il n'y a plus de sang artériel, rouge, tout le sang est noir parce que l'oxygène a manqué.

Et cet apport de la respiration à la vie est d'autant plus important qu'il est plus fréquent. La digestion se répète rarement, la respiration est de tous les instants. L'être ne peut vivre longtemps quand les éléments respiratoires lui font défaut ; aussi cette fonction ne peut-elle être troublée impunément pour l'état général, et les maladies des poumons ont-elles une importance capitale.

Or, c'est ce lien étroit existant entre la fonction et les troubles de la fonction, qui nous obligeait, avant d'aborder la pathologie du poumon, à donner un aperçu aussi bref que passible des phénomènes, qui normalement s'y accomplissent. L'ouvrier qui ne connaît pas à fond les rouages d'une machine est peu apte à réparer les accidents qui enraient sa marche : le lecteur comprendrait peu ce qui va suivre, si nous ne lui avions présenté sain, et fonctionnant régulièrement, l'organe dont il nous reste à dépeindre les désordres et les altérations.

DEUXIÈME PARTIE

ACCIDENTS

I

PLAIES ET BLESSURES

Le chiffre trois plaît à la divinité, disaient
les anciens : on retrouve ce chiffre fatidique
dans l'organisme humain. Il y a en effet là
trois centres vitaux, qui sont : le cerveau, le
cœur et le poumon, et c'est par l'un de ces trois
points du trépied vital que la mort arrive, a
dit Bichat.

Tout ce qui apporte un trouble à l'une de
ces fonctions retentit sur l'être tout entier, et
quand d'autres organes sont atteints jusqu'au
point d'amener la mort, c'est encore par une

perturbation de l'un des grands centres de vie que commence et finit cet acte solennel qui s'appelle l'agonie.

Toute atteinte grave à cette importante fonction de la respiration peut donc avoir la mort pour conséquence.

L'étude du poumon normal et sain, l'étude de la respiration régulière nous ont appris l'utilité vitale de l'organe et de la fonction. Nous allons étudier maintenant les altérations accidentelles que l'organe peut subir, les obstacles qui peuvent enrayer l'accomplissement de la fonction.

Ces perturbations sont de différentes espèces. Tantôt l'air ne peut plus atteindre la surface du poumon, arrêté qu'il est par des obstacles divers : c'est l'asphyxie.

Tantôt l'air est mêlé d'éléments toxiques nuisibles : c'est l'empoisonnement gazeux.

Tantôt des coups et blessures viennent endommager l'organe ou des maladies altérer sa structure.

Nous allons étudier d'abord les divers accidents qui peuvent atteindre l'organe de la respiration.

Les accidents dont la poitrine est le siége sont considérés comme très-graves et cela fort justement.

Nous avons dit comment était construite la cavité pectorale. Quelque solide que soit cette cuirasse elle nous semble encore bien insuffisante pour les organes qu'elle renferme, et si l'on y songeait toujours, vraiment on n'oserait pas vivre, tant il paraît facile de mourir.

Qu'on se rassure pourtant, la poitrine si souvent menacée défend fort bien le trésor qui lui est confié. Dans un grand nombre de cas les armes s'émoussent sur elle et se contentent de la blesser sans pénétrer dans son intérieur.

Or, toute la gravité des plaies de poitrine est dans leur pénétration, et les plaies non pénétrantes n'ont pas à la poitrine plus de gravité qu'ailleurs.

Quand la blessure a ouvert la cavité pectorale, elle devient beaucoup plus sérieuse, elle l'est plus encore si, après l'avoir pénétrée, elle atteint l'un des organes qu'elle contient :

les poumons ou le cœur. Dans ce cas là pourtant tout n'est pas dit. Le poumon a pu être blessé, déchiré, transpercé sans que mort s'en suive. Le cœur lui-même, le cœur dont la moindre blessure est mortelle, dit-on, a été ouvert par une épée, pénétré par une balle, et les blessés ont pu guérir. Il y a même quelques cas où les balles logées dans ses cavités y ont séjourné plusieurs années sans manifester leur présence par des accidents sérieux. Ces exceptions ne pourront jamais faire regarder les blessures du poumon et surtout celles du cœur comme bénignes, et, de fait, elles sont en moyenne mortelles, pour le cœur neuf cent quatre-vingt-dix-neuf fois sur mille, pour le poumon huit fois sur dix.

Revenons d'ailleurs à ces dernières.

Quand une arme a ouvert la poitrine, si l'orifice est étroit, l'accident n'a généralement point de suites fâcheuses ; s'il est assez large pour permettre l'introduction de l'air, il se fait dans la poitrine une accumulation de sang, de pus et d'air. Le poumon, comprimé du côté de la plèvre, se retire, ne respire plus et la suffocation se manifeste. Il est évident que l'accident se terminerait de suite par l'asphyxie si l'autre plèvre était aussi ouverte. Si le poumon lui-même est ouvert, l'hémorrhagie est bien plus menaçante, car cet organe est très-riche en canaux vasculaires. Dans ce cas toutefois, le sang du poumon ne s'accumule pas dans la cavité de la plèvre, il est expectoré, et le signe le plus saillant d'une blessure du poumon ce sont des crachements abondants de sang spumeux et rutilant.

Quelquefois, loin de s'affaisser, le poumon, sous l'influence des mouvements respiratoires, fait saillie par la plaie; quelquefois l'air propulsé par ses mouvements s'infiltre dans les tissus qui bordent l'orifice de la blessure, gagne de proche en proche sous la peau et se répand dans tous les tissus du malade qui se trouve ainsi ballonné et pénétré d'air.

Tous ces désordres paraissent mortels : non. La nature répare chez l'homme les désastres qu'il se plaît à engendrer. Souvent, le médecin aidant, tout cela s'arrange et la santé revient.

Un caillot ferme la blessure du poumon qui se cicatrise; peu à peu, la plaie extérieure fait de même. L'air, le pus, le sang accumulés dans la plèvre sont résorbés, enlevés par le courant circulatoire et tout reprend son cours. Quelquefois il a fallu inciser la plaie pour vider la cavité trop remplie; quelquefois même on a dû enlever un morceau du poumon qui faisait hernie, aller chercher un projectile égaré profondément. Les côtes endommagées ont dû être reséquées. Après l'arme qui blesse est survenu l'instrument qui répare, et la nature achève l'œuvre bienfaisante. Notre livre, fait pour les gens du monde, ne peut, à ce chapitre, donner qu'un conseil pour le cas dont nous venons de parler : appeler un médecin, l'appeler vite, et si on le peut, le choisir prudent. Car il faut une main exercée pour sonder ces blessures, si toutefois, ce qui est un peu notre avis, il n'est pas préférable de ne pas les sonder du tout.

II

CORPS ÉTRANGERS

Un des accidents les plus fréquents, et il faut le dire, les plus sérieux dont puissent être victimes les voies respiratoires, c'est la pénétration de corps étrangers. Le poumon n'étant destiné qu'à la pénétration de l'air atmosphérique, tout ce qui n'est pas ce fluide est corps étranger pour lui, et l'on peut les diviser en gazeux, liquides et solides.

Les corps gazeux ont toujours une action particulière toxique, à l'exception de trois gaz, l'hydrogène, l'azote et le protoxyde d'azote qui n'agissent réellement que comme corps étrangers. A ce titre et à cause des caractères propres de ces accidents nous les étudierons plus loin, à l'article *empoisonnements gazeux*.

Les liquides sont généralement des boissons, pénétrant dans les bronches, pendant l'acte de la déglutition, interrompu par le rire, le parler, un hoquet, etc. : assez souvent quelques efforts de toux les expulsent et cet accident est par lui même peu dangereux ; on a cité l'exemple d'un ivrogne qui, voulant dissimuler des vomissements, en fit pénétrer tout à coup les matières dans le poumon et se tua raide. Ceci est rare, et de tous les corps étrangers, les liquides sont, sans nul doute, les moins redoutables. Le sang d'une hémoptisie, le pus d'un abcès, d'une caverne, le liquide d'un épanchement, etc., tout cela est corps étranger pour le poumon, et il s'en débarrasse en somme assez facilement.

Il n'en est pas de même des corps solides, et, ici à côté d'accidents bénins se placent souvent des accidents mortels. On a observé tous les cas de pénétration de ce genre : billes, boutons, pièces de monnaie, arêtes, épingles, aiguilles, balles d'armes à feu, esquilles d'os, haricots, vers intestinaux, sangsues, etc.

Tantôt le corps, par son volume, irrite plus qu'il n'obture les canaux ; tantôt, au contraire, il bouche hermétiquement le conduit et l'asphyxie est immédiate ; tantôt ce corps se gonfle ou se remplit (haricots, sangsues) ; tantôt, pénétrant dans les chairs, il oppose à l'expulsion une résistance énorme.

Dans tous ces cas, les signes sont d'abord ceux d'une vive irritation, parfaitement localisée, puis ceux de l'asphyxie que nous étudierons plus loin : la toux, la douleur, la sensation que le malade accuse et les renseignements qu'il fournit peuvent faire juger de la gravité du cas. Les intervalles d'étouffements qu'amènent les mouvements du corps étranger ne doivent pas faire perdre de vue que l'expulsion seule peut mettre à l'abri de l'asphyxie.

Pour la solliciter, il faut exciter les efforts des vomissements, même à l'aide de vomitifs ; aller chercher le corps à l'aide d'une pince, s'il est accessible et même si l'asphyxie est imminente ; ouvrir la trachée (par l'opération de la trachéotomie, usitée plus spécialement pour le croup), lorsque l'obstacle à la respiration est placé assez haut pour que cette mesure extrême ait chance de lui rendre son cours.

ASPHYXIE

Notre science qui a déjà le privilége de
parler la langue la plus saugrenue qu'un pé-
dant puisse rêver, n'a pas su seulement trouver dans cette langue ce qui la ferait excuser :
la précision.

Le mot asphyxie ne désigne pour personne
ce qu'il devrait dénommer. Son étymologie
lui fait dire : absence de pouls; la langue
usuelle l'applique à l'empoisonnement par le
gaz du charbon, et en réalité il ne veut rien
dire autre chose que la cessation de la fonction respiratoire, soit par obstacle mécanique,
soit par absence d'air respirable. D'après cette

définition, on ne peut dire qu'on s'asphyxie avec le charbon, mais bien qu'on s'empoisonne avec les vapeurs qui s'en dégagent. Nous verrons d'ailleurs plus loin les caractères de cet empoisonnement spécial.

L'asphyxie, quelles que soient sa source et sa forme, donne toujours lieu à des troubles identiques.

Quand elle est rapide, la face se congestionne, devient ensuite livide, anxieuse, les yeux sont saillants, puis, bientôt tous les traits se détendent, la sensibilité disparaît, les membres même tombent en une immobilité complète. Si elle est plus lente, la face devient violette, une sensation d'anxiété et de péril se manifeste sur les traits, des bruits confus, des éblouissements, un poids énorme à la tête sont ressentis par le malade avant la perte totale de connaissance.

La peau est pointillée, un peu boursoufflée; le cœur se ralentit, puis ses battements cessent, le pouls est imperceptible, les muscles sont en état d'immobilité radicale, les veines sont gonflées, en un mot toutes les apparences de la mort existent.

Quelques instants et ce sera la mort réelle, mais cette période de mort apparente, sans aller jusqu'aux limites qu'on suppose, peut durer assez longtemps pour qu'on tente toujours de rappeler l'être à la vie, et on doit le faire tant que les bruits du cœur persistent.

Dans tous ces cas, le cœur, les vaisseaux et les poumons sont gorgés d'un sang noir, tantôt très-liquide, tantôt en caillots obstruant les cavités. Des dépôts sanguins pénètrent même la masse pulmonaire, le foie, le cerveau, etc.

A ces caractères généraux de l'asphyxie, s'en ajoutent d'autres qui tiennent à la nature même de l'accident.

A ce titre on peut distinguer les modes suivants d'asphyxie.

La compression de l'orifice buccal et nasal ou de la poitrine elle-même constitue l'*étouffement*.

Quand c'est un lien qui comprime le cou, c'est la *strangulation*; si c'est le poids du corps suspendu qui opère la strangulation, c'est une *suspension*. Si le sujet cesse de respirer parce qu'il est plongé dans un milieu privé d'air, l'accident, si ce milieu est l'eau, s'appelle *submersion*; si c'est la terre éboulée, c'est l'*enfouissement*.

Dans tous ces cas le phénomène est identique et les signes analogues; ce sont les caractères généraux de l'asphyxie, mais quelques caractères particuliers appartiennent à chacune de ces formes.

La pendaison et l'étranglement paraissent identiques, et pourtant il y a des différences notables fort précieuses en médecine légale. En effet, un grand nombre de criminels, qui ont étranglé leurs victimes, ont tenté de faire croire à un suicide, à une pendaison, mais dans l'un et l'autre cas la peau garde trace des violences faites pendant la vie. Une ecchymose, une tache violacée persiste au point froissé par la corde. Ce collier naturel dessiné par l'instrument du supplice est plus ou moins régulier dans l'étranglement : il est oujours dirigé en haut, et sur un de ses côtés dans la pendaison. Le meurtrier peut même, pour égarer les recherches, pendre le cadavre de la victime. Il n'échappera point à l'œil investigateur de l'expert, car ce cordon bleuâtre ne se manifeste plus dès que la vie a cessé.

Cette loi, d'une explication facile—le développement d'ecchymoses sur les tissus vivants—sert dans une foule de cas à faire reconnaître si des chocs ont été subis par un cadavre avant ou après la mort. Le sang qui est l'élément de ces taches bleuâtres, ne peut, en effet, les former quand il a cessé de se mouvoir, quand l'être a cessé de vivre.

Quoi qu'il en soit, dans les deux cas l'asphyxie est complète après une période variable de une à dix minutes, et quelquefois plus.

En outre des signes généraux dè l'asphyxie que nous étudions plus haut, la pendaison s'accompagne d'une congestion violacée de la tête, d'une coloration rouge des yeux, la langue sort de la bouche ou s'adosse aux dents, entraînée par un mouvement purement mécanique, la peau du cou, de la poitrine, du

visage est pointillée de petites taches rosées.
Il y a aussi dans ce cas des ruptures mus-
culaires au cou et même la dislocation de la
colonne vertébrale. Toutefois ceci ne s'observe
guère que dans la pendaison juridique et encore lorsque, pour abréger le supplice, le bourreau a pratiqué des tractions sur le corps. En
Angleterre ces tractions se font par les pieds
du supplicié ; à Lyon, jadis, le bourreau sau-
tait sur les épaules de la victime, pour pratiquer
cet arrachement des vertèbres cervicales, dont
le résultat immédiat était la compression du
nœud vital et la mort foudroyante.

Dans la strangulation, la trace des mains,
des doigts subsiste, sur la peau tuméfiée, soit
sur le cou, soit aux lèvres, soit aux narines.
L'étouffement par compression de la poitrine
garde également des traces sur les parois de
cette cavité.

Dans la submersion, les canaux respiratoires, la bouche, les fosses nasales sont rem-
plis d'eau et les premiers efforts à tenter, nous
l'avons dit, doivent avoir pour but de supprimer la cause, c'est-à-dire de retirer cette eau

des canaux respiratoires. Dans certains enfouissements, il n'est pas rare de trouver aussi
dans la bouche, la gorge, les voies respiratoires et même jusque dans l'estomac, où les
ont entrainées les efforts convulsifs de déglutition, des matières étrangères : de la terre, du
sable, etc.

Ces cas, toutefois, sont exceptionnels et le
plus souvent les enfouissements laissent à la
victime une assez grande quantité d'air pour
respirer quelque temps. Il succombe alors à
l'asphyxie lente, asphyxie par l'air confiné.

IV

DURÉE DE L'ASPHYXIE
MORT APPARENTE

Si la manière de déterminer l'asphyxie varie, le résultat est toujours à peu près identique et ne change que par la rapidité des phénomènes.

On peut en effet reconnaître deux formes d'asphyxie : l'asphyxie brusque et l'asphyxie lente, selon que les voies respiratoires sont radicalement fermées, ou qu'il reste encore une certaine quantité d'air respirable.

La durée de l'asphyxie est tellement variable qu'il est difficile de la déterminer d'une façon précise. La respiration ne peut être arrêtée complétement pendant plus d'une minute sans qu'accident s'en suive ; mais souvent la mort n'est qu'apparente, même après plusieurs heures de perte complète ou presque complète de sentiment. Il faut donc toujours tenter de faire revenir les asphyxiés. Combien de temps doivent durer ces tentatives, quelle limite précise sépare la mort apparente de l'asphyxie, la mort apparente en général de la mort réelle ? C'est là un sujet qui peut paraître étranger à notre livre, et qui pourtant s'y rattache si intimement et a tant d'importance que nous devons en dire quelques mots. Des recherches personnelles nous permettent d'ailleurs d'apporter notre contingent de faits à cette question controversée.

Sous ce nom vague de mort apparente, on désigne des états très-divers, la syncope, l'asphyxie, la catalepsie et tous les accidents, toutes les maladies qui donnent à l'homme, vivant encore, toutes les apparences extérieures de la mort.

Suivant le point de vue où l'on se place, le

cadre s'agrandit. Pour les personnes étrangères à nos études médicales, il y a une foule de cas de mort apparente qui n'existent pas pour l'œil exercé du médecin, et pour celui-ci, il est juste de dire qu'il n'y a pas de mort apparente. Les signes de la vie et de la mort sont en effet si nettement formulés aujourd'hui qu'on peut affirmer, preuves en main, que *jamais*, avec l'organisation actuelle des vérifications de décès en France, un seul cas d'inhumation anticipée n'a été sérieusement établi.

Cette proposition, très-rassurante, est tellement contraire aux croyances générales que nous devons l'appuyer de quelques faits.

Tous les ans, en effet, les journaux *non scientifiques* nous servent le récit émouvant d'un mort mal élevé troublant la cérémonie de son propre enterrement, de cris sourds, de positions crispées, etc., les contes de revenants des grandes personnes, plus avides d'effroyable que les petits enfants eux-mêmes. Voici tout ce qu'on peut dire sur ce sujet attrayant mais fort inquiétant.

Jamais ces récits ne sont authentiquement

attestés; il faut les ranger dans la série des canards avec le serpent de mer, et autres terreurs dont le *Constitutionnel* eut longtemps la spécialité. S'ils ne sollicitaient la terreur publique, s'ils n'avaient fait demander des réformes complètes dans notre police funéraire, il faudrait les laisser s'envoler à tire d'aile sur le vent de la fantaisie et de l'invention noire, mais la chose est sérieuse, effrayante, le repos de beaucoup de gens en est troublé, voyons donc ce qu'il y a au fond de ces romans à la façon de Clarisse Harlow.

Sans vouloir analyser tous ces cas où la rumeur vulgaire a reçu d'éclatants démentis par les constatations légales, nous dirons que de l'ensemble de faits observés résulte la certitude que jamais, un médecin l'ayant constatée, un cas d'inhumation anticipée n'a été établi.

D'ailleurs le but principal que se proposent les propagateurs de ces faux bruits, ceux qui sollicitent sans trève la réforme de nos usages, c'est la création de salles mortuaires à l'imitation de celles d'Allemagne. Or, pour entrer au vif de la question et établir leur utilité pratique, il y aurait un point à établir : ce à quoi jusqu'à présent les salles funèbres d'Allemagne ont servi. Or, personne de ceux qui proclament la fréquence des morts apparentes suivies d'inhumations, n'a songé à contrôler ce point. Nous, nous avons cru devoir le faire, et chercher ce qui s'est passé dans ces salles de la mort depuis leur fondation, pouvant étayer ou infirmer la nécessité de la vulgarisation de ces mesures de précaution.

Nous avons appris que jamais depuis leur fondation (et il y en a qui datent de 1760), jamais un mort n'a rappelé son gardien. Un seul, une fois, entendit la sonnette terrible dont le cordon est attaché aux doigts de ces cadavres ; il accourut et reconnut que le bras qui l'avait agitée, atteint d'une putréfaction prématurée s'était déplacé, matière inerte et ramollie, entraînée par son propre poids. Toutes les villes d'Allemagne, où existent des maisons funèbres, nous ont fourni en plus d'un siècle ce seul fait négatif. Tous les morts qui ont passé là n'ont point troublé le sombre silence de ces dernières stations où ils se sont arrêtés. N'est-ce pas là la preuve irréfragable du peu de fondement des terreurs populaires et de la suffisance de nos moyens de constater les décès ?

Revenons à notre sujet.

Nous l'avons dit, l'asphyxie par privation absolue d'air ou l'asphyxie rapide ne laisse pas, sauf ces cas de suspensions pathologiques toutes spéciales, un temps considérable pour permettre le retour à la vie : cinq à quinze minutes ; quelquefois (submersion en hiver), vingt et même vingt-cinq. Voilà le temps maximum pendant lequel l'acte respiratoire peut être suspendu ; mais ce n'est pas un élément suffisant pour la marche à suivre dans le traitement de ces accidents, et tous les efforts doivent être tentés tant que le cœur donne les bruits caractéristiques de la vie.

L'asphyxie lente doit être en réalité considérée comme un empoisonnement gazeux.

En effet, nous l'avons dit, la respiration absorbe l'oxygène de l'air et rend de l'acide carbonique ; donc, après un certain temps, le séjour d'un être vivant dans un espace trop étroit lui fera absorber tout l'oxygène de la portion d'air insuffisante qu'il a à respirer et y mettra à sa place une surabondance d'acide carbonique. Or, si ce gaz est beaucoup moins toxique que l'autre gaz du charbon, l'oxide de carbone, il n'est pas moins très-délétère : qu'on ne s'y trompe pas, il n'asphyxie pas comme l'azote, parce qu'il tient la place de l'air vital : passivement, mais il tue par ses qualités propres.

Ce gaz est en réalité un poison violent : il trouble profondément les qualités de l'hématose et donne au sang un aspect noir, poisseux, coagulé, très-caractéristique : un être plongé dans l'acide pur y succombe très-vite, et, comme il est très-lourd, il séjourne principalement à la surface du sol, ce qui explique certaines bizarreries observées et relatées par les auteurs. Ainsi il y a près de Naples une grotte où des fissures du sol s'échappent des flots de gaz acide carbonique : eh bien! les hommes peuvent s'y promener sans péril, et si le hasard y amène un quadrupède, nécessairement d'une taille moins élevée, il tombe foudroyé! Ce fait l'a fait nommer la Grotte du Chien, mais il est évident que le même sort frapperait un enfant ou le voyageur imprudent qui s'étendrait sur le sol. Dans toutes les asphyxies par le charbon, on remarque que s'il y a plusieurs personnes dans la pièce, l'asphyxie est plus complète chez celles qui sont plus rapprochées du sol, accroupies ou couchées par terre, que pour celles qui sont restées debout, adossées aux murs ou étendues sur un meuble. Ce fait a été indiqué en médecine légale pour les constatations de survivance, car il peut faire présumer laquelle des deux victimes a survécu à l'autre, ce qui, dans la question d'héritage particulièrement, est souvent d'une grande importance.

A cette asphyxie lente, il conviendrait d'en ajouter une plus lente encore qui s'opère à tous les instants, longuement, sans appeler l'attention, c'est celle des logements étroits, insalubres, des habitations où l'on a parcimonieusement distribué l'air et l'espace. Cette asphyxie continue amène la phthisie, et c'est pour cela que nous l'étudierons plus loin avec la maladie dont elle est une des causes occasionnelles et avec l'hygiène spéciale que la fonction de respiration réclame.

La durée de l'asphyxie est non-seulement variable selon les conditions dans lesquelles elle s'accomplit, mais aussi selon les êtres qui en sont victimes. Ainsi, les animaux nouveau-nés peuvent séjourner beaucoup plus longtemps que les adultes dans un liquide; on a cru longtemps que cette propriété était exclusive au fœtus qui n'a pas respiré, mais des recherches plus précises ont établi que longtemps après sa naissance, l'être nouveau-né est doué de cette faculté de suspendre sa respiration sans mourir. Ce fait explique le retour à la vie, quelquefois après plusieurs heures d'efforts, d'enfants que des phénomènes de l'accouchement ont plongés en état de mort apparente, et doit stimuler le zèle des opérateurs jusqu'aux extrêmes limites de la patience dans les tentatives qui sont indiquées pour ramener à la vie ces pauvres petits êtres. Nous avons vu pour notre part de véritables résurrections opérées par certains accoucheurs et dans des circonstances où tout espoir semblait absolument perdu. Il est certains animaux, les animaux à sang-froid principalement, qui peuvent séjourner beaucoup plus longtemps dans des milieux irrespirables, ou se contenter de quantités très-minimes d'air. C'est probablement à ce fait qu'est due la fable si accréditée des crapauds vivant dans le sein des roches où, quoi qu'on dise, l'air trouvait nécessairement accès par des fissures ou des porosités, pouvant le laisser pénétrer. Les animaux hivernants, c'est-à-dire ceux qui, pendant tout l'hiver, semblables aux êtres du règne végétal, voient se suspendre en eux tous les phénomènes de la vie, restent plus longtemps encore sans respirer, ou plutôt respirent si peu que, plongés dans un milieu non respirable, ils peuvent y demeurer longtemps sans y périr.

En réalité, l'être ne peut rester un seul instant privé d'air respirable, et, dès la première minute, l'asphyxie commence si l'absence d'air est radicale ; ce fait a été observé par tous les physiologistes qui ont voulu étudier la rapidité de l'asphyxie dans le vide à peu près parfait de la machine pneumatique ; ils ont constaté que les animaux à sang chaud : mammifères, oiseaux, etc., vivaient une ou deux minutes au plus dans ce vide absolu, que les animaux à sang froid y pouvaient rester plus longtemps, enfin que les espèces inférieures revenaient à la vie après un séjour fort étendu dans la machine.

Mais qui ne comprend que ces conditions extrêmes se rencontrent très-rarement dans la nature ? Il y a presque toujours diminution plus ou moins complète d'air, puis suppression après quelques minutes. Jamais il ne se trouve un vide tel que l'asphyxie soit immédiate : même dans les cas de suspension où l'entrée de l'air est mécaniquement empêchée, mais jamais complétement, dans les cas de submersion ou le milieu, l'eau, renferme toujours un peu d'air en suspension, l'asphyxie n'est pas accomplie après cinq, dix minutes, un quart d'heure et quelquefois davantage. Le principe, il faut le répéter, est donc invariablement fixé : combattre

l'asphyxie tant que les signes de la mort réelle
(cessation des bruits du cœur) ne sont pas ap-
parus.

V

EFFETS et TRAITEMENT DE L'ASPHYXIE

Nous avons suffisamment établi le rôle régénérateur de l'air sur le sang, pour qu'il soit
facile de saisir ce qui se passe dans l'asphyxie.
Le sang artériel est non-seulement le véhicule
nutritif de l'organisme, mais il est le stimulant
actif de tous les organes et de tous les tissus.
C'est le contact de ce liquide vital qui donne
à tous les points du corps son activité fonction-
nelle : au cerveau la pensée et la direction
organique, aux muscles de la vie de relation
le mouvement, aux organes intérieurs le mé-

canisme auquel ils sont destinés. Quand l'air ne pénètre plus dans les poumons, le sang ne s'imprégnant plus de ce fluide, reste noir, incomplet, et c'est en cet état qu'il est porté à tous les points du corps. Arrivé au cerveau, il n'excite plus l'action de cet organe, et de là, par tous les rameaux nerveux qui en partent, sont suspendues toutes les fonctions du corps; il pénètre aussi tous les organes et arrête plus tard directement tous les phénomènes de la vie en tous les points, par cette raison qu'il n'a plus le stimulus nécessaire dû à la qualité de sang artériel, oxygéné ou rutilant. L'ordre d'arrêt des fonctions est celui-ci : intelligence et instinct, puis actes organiques, respiration, mouvements du cœur, et c'est aussi l'ordre de retour quand la vie renaît.

Nous avons dit qu'il faut de suite traiter l'asphyxié et tenter de le ramener à la vie jusqu'au dernier moment, c'est-à-dire jusqu'à la mort certaine et constatée. Quels moyens faut-il donc employer ?

Le premier et le plus naturel, celui qu'on

s'étonne d'avoir encore à recommander si impérieusement, c'est d'enlever la cause de l'asphyxie. Il faut le dire bien haut, quelle que soit la cause de l'asphyxie, que le crime, le suicide en ait préparé les moyens, la loi, l'intérêt humain le plus absolu ordonne au premier homme venu de supprimer la cause. Laisser un homme pendu jusqu'à l'arrivée de la justice, c'est se rendre complice du malheur qui le frappe ; le premier soin doit être pour tout le monde de couper la corde, de retirer le corps du milieu où il est placé, de l'exposer à l'air pur, en un mot de répondre à cette indication primordiale, faire cesser la cause de l'asphyxie. Ensuite, si l'homme de l'art arrive ou si les personnes présentes ont à l'esprit les moyens à employer, il faut à ceci ajouter des efforts pour ramener à la vie l'asphyxié qui n'est, il faut se le rappeler, ni mort ni vivant.

Le moyen radical est d'abord de ramener l'acte respiratoire dans les poumons de l'asphyxié et c'est par l'insufflation ou respiration artificielle qu'on y peut parvenir. Elle peut être pratiquée de bouche à bouche sans inconvénients, car l'air que nous respirons est encore très-largement chargé de gaz oxygène. Elle peut se faire à l'aide d'un tube pénétrant dans la bouche, les fosses nasales ou même le larynx et d'un soufflet ordinaire. Il faut sur ce point remarquer que les insufflations doivent être douces sous peine de rompre le tissu du poumon et d'engendrer de véritables emphysèmes.

Ces insufflations doivent alterner régulièrement avec un mouvement de pression exercé sur la cage thoracique et opérant tour à tour l'inspiration et l'expiration artificielles. Ces mouvements peuvent même suffire : on les pratique en se tenant à la tête de l'asphyxié et en ramenant alternativement et brusquement les bras ployés vers la tête, puis vers la base de la poitrine.

On a conseillé l'emploi de l'électricité sans bien établir le rôle qu'elle peut jouer : d'ailleurs la difficulté d'obtenir le plus souvent un appareil en temps utile en rend l'emploi difficile.

Les frictions sur toute la surface du corps sont recommandées : elles activent le retour de la circulation dans les petits vaisseaux et excitent les nerfs cutanés qui peuvent ramener au centre nerveux l'excitation générale. Les ventouses, les aspirations excitantes pour titiller la muqueuse nasale, avec le vinaigre, l'acide sulfureux (vapeur d'une allumette enflammée) et non avec l'ammoniaque; la titillation directe de cette muqueuse et du voile du palais, des lavements d'eau salée ou vinaigrée pour exciter l'autre extrémité de la muqueuse intestinale : tous ces moyens sont bons, quoique dominés de haut par le véritable remède, la respiration artificielle.

Cependant selon le mode d'asphyxie, il est d'autres moyens accessoires à ajouter : dans la submersion, la position déclive, qui peut aider à la sortie de l'eau ingérée, doit précéder l'application de l'insufflateur; dans l'enfouissement, il faut avoir soin de faire vider la bouche et le gosier des éléments étrangers absorbés ; quelquefois s'il est établi qu'un corps étranger au larynx, l'obstrue au point d'empêcher la pénétration de l'air, la trachéotomie est indiquée.

Nous avons vu ce qui se passe quand l'air manque absolument à l'être. Les phénomènes sont identiques, mais suivent une marche plus lente, quand l'accumulation d'un trop grand nombre d'individus dans un espace insuffisant ou le séjour d'un seul en un étroit séjour raréfient peu à peu la partie respirable de l'air pour y substituer le produit de cette respiration, c'est-à-dire l'acide carbonique. Dans ces cas, l'hématose est aussi suspendue et avec une rapidité qui varie beaucoup, selon la nature des êtres, la température ambiante, etc., etc.

Il est certaines personnes et nous en connaissons personnellement, qui frémissent à l'idée de séjourner dans une de nos salles de spectacle. Pour celles-là, la respiration plus active, l'état pléthorique ou une cause idiopathique inconnue, semblent réclamer un air plus pur, des espaces plus largement ouverts. Certains êtres, vaincus par l'assuétude au contraire, vivent ou végètent dans des espaces confinés, manifestement insuffisants pour l'entretien de la respiration. Mais la raréfaction de l'air n'est pas la seule source de désastre, dans les accumulations d'êtres dans un même lieu. Il s'échappe des corps vivants des émanations dont la réunion constitue un véritable agent toxique, et c'est ce qui fait le danger des encombrements d'hôpitaux, de prisons, etc. etc. D'effroyables malheurs dus à cette cause ont été cités et, entre tous, nous ne rappellerons que celui-ci, qui peut apprendre aux amis de l'humanité ce que coûte la gloire et quelles ombres sanglantes ont les soleils d'Austerlitz.

Le soir de cette terrible mêlée, sur les horreurs de laquelle l'enthousiasme a jeté un voile, trois cents prisonniers russes furent enfermés dans une grotte qui paraissait assez étendue. Quelques heures après, des rugissements s'y faisaient entendre : il faut appeler ainsi les cris des êtres humains quand l'horreur et le péril s'ajoutent. Le premier mouvement fut de faire feu dans le tas pour obtenir silence dans cet antre : puis on ouvrit, et quarante malheureux se précipitèrent au dehors, la bouche sanglante, la face hagarde, courant vers l'air, bravant les menaces : quarante seulement sur trois cents, les deux cent soixante autres jonchaient le sol de la caverne qui fut leur tombe.

L'histoire de nos guerres civiles fournit un exemple semblable : en juin 1848, un grand nombre de combattants furent enfermés dans une galerie souterraine des Tuileries et l'angoisse de l'asphyxie était sur leurs visages quand on se décida à en retirer une partie. Hélas! la guerre, qu'elle se fasse là-bas, en Moravie et contre les sauvages du Don, ou à Paris, ce foyer de civilisation et de philanthropie, la guerre reste toujours la guerre : la grande bête fauve, la féroce échevelée qui broie, étouffe ou éventre tous les êtres humains que rencontre sa course.

Les hygiénistes anglais citent aussi des faits inexplicables, même au temps où ils sont survenus. Des juges et des jurés, aux assises d'Oxford (1557), à Old Bailey (1750), se laissèrent asphyxier par l'encombrement des salles du tribunal et la malpropreté des accusés réunis dans la même salle trop étroite.

Dans tous ces cas, les signes ont été ceux de l'asphyxie rapide, et on a toujours observé, ce qui est conforme à l'étude de la combustion, que la présence d'un foyer alimenté ajoutait à la rapidité de l'altération de l'air.

VI

EMPOISONNEMENTS GAZEUX

Nous avons dit que tout milieu où manque
le gaz oxygène est un milieu non respirable.
Il y a certains gaz qui, tout en ne contenant
pas cet élément indispensable de la respiration, ne sont pas pour cela capables de nuire.
Ce sont des gaz inertes, ne produisant la mort
des êtres que passivement, et parce qu'ils
empêchent le gaz nécessaire d'aborder les cavités pulmonaires; ils sont peu nombreux : ce
sont l'azote, l'hydrogène et le protoxyde d'azote
(première combinaison oxygénée de l'azote.)
Ce sont là, à proprement parler, les gaz as-
phyxiants, et ce sont les seuls; le gaz acide

carbonique a, en réalité, une action toxique certaine et telle que, mélangé à l'air de telle façon que l'être ait la quantité voulue d'oxygène, il n'occasionne pas moins les troubles d'un véritable empoisonnement. Les gaz de cette nature qui ont une action propre sur l'organisme, constituent de véritables toxiques gazeux et il est utile de faire connaître les plus importants.

1° L'acide carbonique, mêlé intimement aux altérations de l'air dans le confinement, a été déjà étudié plus haut, nous n'y revenons que pour bien établir ce fait qui a été souvent négligé par les auteurs, à savoir que le gaz acide carbonique est doué de qualités toxiques et que respiré concurremment avec l'oxygène de l'air, il est capable de donner la mort par un véritable empoisonnement gazeux.

2° L'oxyde de carbone est encore beaucoup plus toxique que l'acide carbonique, à ce point que, dans un cas, l'empoisonnement est lent, et que dans l'autre, il peut être foudroyant. Or, ces deux gaz sont ceux qui s'échappent d'un brasier en ignition ; c'est donc l'empoisonnement par ces deux gaz que désigne le terme populaire *asphyxie par le charbon*.

Or, qu'on n'oublie pas ce point, l'oxyde de carbone est le produit d'une combustion incomplète, l'acide carbonique est le résultat de la combustion absolument achevée. Il découle de ce fait cette indication, que plus le foyer est mal enflammé, plus le gaz qui s'en échappe est toxique, et c'est en effet une remarque souvent faite. Il en résulte aussi que tout foyer mal allumé (et ceci a été fort souvent mis à profit dans les constructions de machines à vapeur), que tout brasier où l'air ne pénètre pas largement, ne brûle qu'à moitié et laisse échapper un gaz qui, étant insuffisamment oxygéné, pouvait en brûlant encore fournir de nouveau calorique.

Quel que soit d'ailleurs le caractère du combustible qui les dégage, il est difficile de distinguer, dans les empoisonnements ordinaires, ce qui appartient en propre à chacun de ces gaz, et on ne peut que réunir dans le même cadre les caractères de l'empoisonnement par

les corps en combustion. Selon la rapidité de
leur action, ou bien le malade tombe tout-à-
coup privé de sentiment et de mouvement
(relire ce que nous avons dit plus haut de la
grotte du chien en Calabre), ou bien, et c'est
le plus fréquent, les caractères de l'empoisonnement s'établissent graduellement. C'est
un extrême accablement, des douleurs vives
à la tête, la compression des tempes, une
congestion de la face, somnolence, vertiges,
bourdonnements d'oreilles, puis l'accablement augmente, s'accompagne de défaillances,
de palpitations, d'évacuations involontaires.
Bientôt après, la respiration devient pénible,
stertoreuse, puis s'arrête ; la circulation cesse
aussi, et l'asphxyie est complète, si toutefois
le signe formel de la mort, la cessation des
bruits du cœur, est absolue.

A tous les moyens étudiés pour rappeler
les asphyxiés à la vie et qui s'appliquent parfaitement à cette forme d'empoisonnement, il
est utile d'ajouter les aspersions d'eau froide
et l'exposition du malade nu à l'air frais qui
ont souvent réussi même longtemps après

que la mort apparente avait été constatée.

L'asphyxie des celliers, des caves en fermentation, des fours à chaux, a été à bon droit rangée dans cet empoisonnement carbonique, puisque dans ces diverses conditions c'est de l'acide carbonique qui se dégage.

Le gaz de l'éclairage en brûlant produit aussi ce gaz, mais par lui-même et sans brûler, il peut se mêler à l'air en quantité suffisante pour empoisonner, et même alors que le mélange ne détonne pas au contact d'une lumière, ce fait a été observé et doit éveiller l'attention : il ne faut jamais persister à respirer l'air où l'odeur caractéristique d'une fuite est remarquée, car il y a là un double danger : l'empoisonnement et la détonation. Les caractères de cet empoisonnement peu observé se rapprochent, paraît-il, du précédent; d'ailleurs il s'agit là d'un autre composé de carbone, l'hydrogène carboné, lequel figure, aussi comme accessoire, dans les gaz produits par la combustion du charbon.

L'empoisonnement par le gaz hydrogène sulfuré ou gaz qui s'échappe des matières animales en décomposition (les fosses d'aisances et des égouts) présente d'autres caractères. Tantôt il frappe comme une masse (ce qui a donné naissance au mot *plomb* sous lequel les ouvriers le désignent), tantôt il donne lieu à une véritable ébriété avec loquacité, contracture des membres, du visage, gestes désordonnés etc. Des caractères identiques se rencontrent dans l'empoisonnement par les gaz des cadavres en putréfaction, par les émanations des puits, des mines, etc. Dans tous ces cas et dans les proportions variables, ce sont les gaz hydrogène carboné, hydrogène sulfurée, hydrogène phosphoré, qui se dégagent.

Dans tous ces cas, les caractères propres de l'asphyxie surviennent après des signes locaux assez variables ; on le comprend, puisque jamais la composition de ces émanations n'est identique et que toujours, d'ailleurs, échappe à l'analyse un gaz particulier, mystérieux, gaz septique, ou matière septique, aussi inconnue que le véhicule de l'empoisonnement paludéen ou des eaux stagnantes, et qui joue peut-être là le rôle le plus important.

Dans tous ces cas, il faut solliciter la rentrée de l'air par les évacuations, la révulsion cutanée, c'est-à-dire les frictions, etc., etc,, tout le cortége des moyens déjà cités. Les prévenir vaut mieux encore, et les moyens d'y atteindre, trop complexes pour avoir place ici, peuvent se résumer en cet adage, qui est l'expression d'un droit sacré pour l'être humain et d'un devoir impérieux pour ceux qui ont charge de sa vie : faire circuler l'air largement et partout, ne jamais aventurer l'homme en quelque retraite que ce soit, sans avoir d'abord éprouvé la qualité, la composition de l'air par la combustion : car où la lumière vit, l'être peut vivre aussi ; élargir les espaces où l'homme est plongé et le mettre, par de larges baies, en rapport avec l'air extérieur, cette mer bienfaisante dont nous avons autant besoin que les poissons de leur élément liquide ; aérer les égoûts, les fosses, les puits, les mines, aérer nos maisons, et loin de frapper les ouvertures d'un impôt inhumain et ridicule, donner des primes aux constructeurs qui

sauront nous mettre à l'abri sans nous con-
finer, nous faire des habitations et non des
tombes.

I

CORYZA

Nous avons fait connaître les divers accidents auxquels le poumon est exposé et les
conséquences qu'ils peuvent avoir, nous allons
esquisser les divers états pathologiques qui le
frappent.

Cette étude est à divers points intéressante ;
mais nous nous bornerons à un exposé sommaire, car l'étude complète de la pathologie
du poumon pourrait faire plusieurs volumes
et, dans ce moment du moins, notre intention
n'est point de les écrire.

Les affections les plus fréquentes de l'appareil respiratoire, sont les inflammations.

Nous avons dit que la muqueuse de ce système commence à l'orifice des narines, tapisse les fosses nasales, première partie du canal aérien, puis, sautant le vestibule du gosier, elle recouvre le larynx et sa soupape, la glotte, puis la trachée, les bronches, leurs divisions capillaires et enfin les cellules pulmonaires dont cette muqueuse devient partie intégrante. Eh bien, l'inflammation peut frapper chaque division de cette membrane, et selon le siége elle y changera de caractère et de nom.

Dans les fosses nasales, le coryza ; au larynx, la laryngite ; dans les bronches, la bronchite ; dans leurs subdivisions, la bronchite capillaire ; la pneumonie enfin quand il s'agit des cellules pulmonaires elles-mêmes ; l'inflammation du tissu intermédiaire du poumon s'appelle péripneumonie ; celle de la membrane séreuse qui l'enveloppe, la pleurésie. Nous allons, dans cet ordre tracé par la nature, étudier brièvement les diverses inflammations de l'appareil respiratoire.

Sous le nom de Coryza se cache l'humble rhume de cerveau qui, à l'état simple, ne réclame ni une description étendue, ni un traitement bien sérieux ; il est toutefois souvent le prélude d'une inflammation plus profonde, et c'est presque toujours par cette partie plus accessible à l'air froid que la bronchite procède ; c'est ce fait que le langage populaire traduit par cette phrase : le rhume de cerveau est tombé sur la poitrine ; cela peint bien la sensation éprouvée, mais, en réalité, la maladie s'est étendue, non transportée.

Et ici se place une observation fort intéressante : nous avons dit et répété que le gosier constitue un vestibule commun au tube digestif et au canal aérien, et dans ce point même il se fait un véritable entre-croisement, puisque le canal nasal qui est supérieur à la cavité buccale est continué par le larynx qui est placé en avant de l'œsophage.

Or, à ce vestibule, c'est le canal aérien qui en réalité est interrompu, la muqueuse du gosier ayant tous les caractères de la muqueuse digestive. Par suite de cette interruption, la structure propre à la muqueuse nasale s'arrête brusquement à l'entrée du gosier,

et reprend immédiatement aussi à l'ouverture du larynx ; la destination des deux
canaux commande donc impérieusement leur
structure ; eh bien ! la transmission de l'inflammation se fait avec la même netteté et le rhume
saute des fosses nasales, où il a pris naissance, en laissant complétement sain le gosier
qu'il traverse, jusqu'au larynx où il se pro-
page.

Revenons à notre coryza ; il s'annonce le
plus souvent par un éternuement avec sensation de gène et de picotement dans les fosses nasales. Bientôt un écoulement muqueux
s'établit ; l'inflammation se traduit au dehors
par le gonflement et la rougeur du nez auquel
s'ajoute une éruption plus ou moins étendue
du bord libre des narines, entretenue par
l'âcreté de l'écoulement nasal. Avec l'extension de l'inflammation jusqu'à la muqueuse
des cavités osseuses du front, une douleur de
tête survient, bien localisée et fort pénible ;
quelquefois, pour ce mince accident, la fièvre
se met de la partie ; à cause de l'étroitesse des
fosses nasales, la muqueuse est assez promp-

tement gonflée par l'inflammation, pour les obstruer tout à fait; alors l'odorat est aboli. Comme conséquence les aliments perdent leur saveur; l'irritation se transmet par chaque canal nasal jusqu'à la muqueuse des yeux, et le larmoiement en est la conséquence. Ce phénomène est surtout appréciable dans le coryza de la rougeole.

Après deux ou trois jours, surtout si l'on ne se soigne pas, le coryza est guéri; il est évident qu'il n'en saurait être de même si, d'après le conseil de quelques praticiens, on allait opposer à cet accident bénin des injections caustiques de nitrate d'argent ou de sulfate de zinc; la guérison de ces injections étant beaucoup plus lente que le coryza lui-même.Il n'y a donc rien à faire que de supprimer les causes, lesquelles d'ailleurs sont le froid ou plutôt le refroidissement et la respiration de poussière ou de vapeurs irritantes. Quelques onctions d'un corps gras, n'importe lequel, excepté la traditionnelle chandelle qui est toujours malpropre et sent mauvais, pourront non pas abréger le mal, mais l'adoucir un peu. Ce qui nous paraît bien plus sage que de traiter le rhume de cerveau acquis, c'est d'empêcher la venue du rhume de poitrine qui peut lui succéder, et c'est à ce point de vue que le coryza exige certains soins d'hygiène : séjour à la chambre, vêtements plus chauds, etc., dont nous parlerons à propos de la bronchite.

En somme, le coryza simple est une indisposition sans importance, sauf pourtant une exception qu'il est utile de signaler : chez les enfants à la mamelle l'acte de succion, empêchant la respiration buccale, c'est par les fosses nasales seulement que les enfants peuvent respirer, si donc elles sont fermées par un coryza, l'enfant ne peut plus têter et doit rapidement dépérir.

Le coryza chronique est au contraire une affection extrêmement gênante et quelquefois très-rebelle, mais il convient de dire qu'il appartient le plus souvent à des états constitutionnels bien définis ; ainsi, il n'est pas rare de voir des enfants lymphatiques atteints d'un flux irritant des fosses nasales que rien, semble-t-il, ne peut guérir, parce qu'on s'entête à le traiter par les moyens locaux ; un traitement général rationnel le fait disparaitre sûrement. Une forme fort désagréable de coryza chronique est l'*ozène* ou *punaisie* dont ce dernier nom dit assez le caractère dominant ; là encore une médication générale est toute puissante, mais on doit l'aider par des lotions désinfectantes qui atténuent l'incommodité particulière à cette affection.

Quelques auteurs rangent encore sous la rubrique *coryza* ces profondes altérations des fosses nasales qui ulcèrent la muqueuse, rongent les cartilages et les os sous-jacents et, ruinant ainsi les appuis du nez, le font s'affaisser, se déprimer et rentrer informe dans le visage. C'est pousser la synthèse un peu loin : pour nous, moins soumis à l'euphémisme, nous renverrons ces prétendus coryzas chroniques à leur véritable place qui s'appelle *syphilis*.

II

LARYNGITE

Une maladie beaucoup plus grave que le coryza, c'est la laryngite, c'est-à-dire l'inflammation de la muqueuse de cette partie du canal aérien située au cou, derrière la proéminence qu'on appelle la pomme d'Adam.

Les causes qui la font naître sont celles de toutes les inflammations des voies respiratoires: impression du froid, de l'humidité, de vapeurs irritantes, etc., auxquelles il convient d'ajouter les efforts du chant ou de la parole; elle se manifeste par de la douleur, une toux sèche, la sensation d'une gêne ou d'un corps étranger à la gorge, l'altération de la voix, son

changement de timbre et quelquefois une véritable extinction de voix; la respiration devient souvent pénible, sifflante, et la toux rauque est accompagnée de crachats blanchâtres
assez rares.

Chez certains tempéraments lymphatiques,
cette inflammation peut prendre la physiono-
mie d'un épanchement séreux dans la muqueuse et on a alors un boursoufflement tel
que l'asphyxie peut en être la conséquence;
c'est ce qu'on a appelé l'œdème de la glotte,
maladie rare, mais extrêmement grave. Il est
beaucoup plus rare encore d'observer la terminaison funeste de la laryngite, et pourtant cela
arrive quelquefois, surtout chez les enfants.

Quelquefois encore, la laryngite devient
chronique, c'est-à-dire à forme lente, et tous
ses caractères cessant d'être aussi intenses,
deviennent plus persistants, assez rebelles
même, et la maladie peut durer des mois et
des années ; dans ces cas c'est l'aphonie, c'est-
à-dire l'extinction de voix plus ou moins complète, avec un sentiment de gêne à la gorge,
une douleur sourde à la pression, qui sont

les caractères propres de la maladie et qui peuvent la distinguer de l'aphonie purement nerveuse.

Mais le plus souvent, en somme, la laryngite aiguë se termine en cinq ou six jours par résolution, surtout si le malade a la prudence de suivre un traitement, où le régime doit tenir plus de place que les médicaments.

Il consiste d'ailleurs à se tenir dans un milieu à température douce, à l'abri de l'air froid, et à faire reposer l'organe, c'est-à-dire à ne point parler; comme ceci n'est point toujours facile à obtenir, il faut y suppléer par quelques tisanes émollientes, des purgatifs, un vésicatoire ou des frictions révulsives sur le cou : un vomitif peut être d'un utile secours surtout chez les enfants.

Quand le mal est assez intense, cela arrive quelquefois, pour donner une forte fièvre, la saignée ou des sangsues sont utiles; s'il y a menace de suffocation, comme dans la forme œdémateuse, il faut recourir à la trachéotomie dont nous aurons à parler à l'occasion du croup; dans la laryngite chronique, on ajoute

8

à ces moyens des cautérisations, des inhalations de vapeurs ou d'eaux poudroyées, et si, ce qui est fréquent, la persistance du mal tient à une cause générale, constitutionnelle, on combat cette cause, on réforme cette constitution par des moyens appropriés.

C'est à tort selon nous que certains auteurs, sous ce titre général de laryngite et sous le nom particulier de laryngite ulcéreuse, de phthisie laryngée, ont placé l'étude des tubercules du larynx. Cette maladie n'est, à proprement parler, qu'une complication, une extension de la phthisie pulmonaire, et nous l'étudierons avec elle.

Nous en dirons autant des ulcérations spécifiques du larynx, qui, dans la grande étude du mal syphilitique, forment un des points du tableau et ne nous paraissent pas pouvoir en être distraites.

III

BRONCHITE

On appelle *bronchite* l'inflammation des bronches : vulgairement elle porte le nom de *rhume de poitrine* comme le coryza porte le nom de rhume de cerveau.

C'est encore le catarrhe aigu ou la fièvre catarrhale des anciens.

Toutes les causes ont pù être attribuées au développement de cette inflammation, mais en réalité il n'en est qu'une de sérieuse, le passage subit d'une température douce à une température froide : que l'impression en soit ressentie à l'intérieur par la pénétration d'un courant d'air froid, à l'extérieur par le refroidissement de la sueur, ou par le contact de l'eau froide, sous forme de bain ou de pluie, c'est toujours la sensation de froid, succédant brusquement à une température plus élevée, qui est la cause déterminante de la bronchite.

Qu'à côté de celle-là, on s'amuse à signaler l'influence de l'âge, du sexe, du genre de vie, etc., etc., c'est puérilité, car il est évident qu'on s'enrhume dans toutes les conditions possibles de la vie, quand survient la cause signalée plus haut.

La bronchite est habituellement légère, elle succède le plus souvent à un coryza intense ; l'identité de la muqueuse nasale et de la muqueuse bronchique explique, nous l'avons dit, cette translation morbide qui traverse, sans l'atteindre, l'isthme du gosier par suite de la différence de texture et de fonction.

Un peu de douleur à la gorge, une vive irritation manifestée par de la toux et de l'oppression, un sentiment de constriction au sommet de la poitrine, un malaise général, de la courbature, des maux de tête et même un léger mouvement fébrile, tels sont les symptômes habituels de la bronchite bénigne.

La toux sèche au début, pendant la période de congestion, s'accompagne bientôt de crachats transparents, puis jaunâtres et épais, produits de la suppuration de la muqueuse enflammée.

La bronchite étant un mal très-fréquent, est un de ceux que le peuple a le mieux étudié; à cette période il dit *que le rhume se pourrit;* l'expression, pour n'être point élégante, ne renferme pas moins une figure assez précise du phénomène qui s'accomplit.

A partir de ce moment et sous l'influence des mille moyens indiqués pour la combattre, (est-ce bien sous l'influence de ces moyens ?) tous les symptômes de la bronchite s'amendent et finissent après quelques jours par disparaître.

Quelques fois la bronchite présente un caractère plus grave, la fièvre est assez accusée

pour exiger le lit, la toux est déchirante, quinteuse et provoque quelques fois des vomissements.

Toutefois, jamais par elle-même la bronchite ne se termine d'une façon fâcheuse, et à
moins de s'étendre aux parties plus profonde
de l'appareil respiratoire, elle finit généralement par résolution après trois ou quatre
jours ou une semaine ou deux, selon son intensité.

La bronchite, la bronchite légère surtout,
est une des maladies que l'on traite le plus
fréquemment sans avoir recours au médecin ;
aussi devons-nous, dans cet ouvrage, faire connaître les moyens de médication qui nous paraissent devoir être préférés.

Ici, comme toujours, la première règle est
de supprimer la cause, c'est-à-dire de soustraire
le malade au froid : enveloppes de laine, séjour
à la chambre, etc., toutes les précautions banales que l'on recommande aux enrhumés,
sont réellement utiles et doivent être observées.

Au début de la bronchite, il est aussi utile

de faire suer et l'on y peut atteindre soit en augmentant la température ambiante par les mêmes moyens, soit en recourant à des boissons sudorifiques, parmi lesquelles le punch très-chaud, la tisane de bourrache, etc., sont le plus en faveur ; disons de suite que toutes les prétendues tisanes sudorifiques doivent la plus grande part de leur action à leur température ; que le meilleur agent pour faire suer est à l'intérieur aussi bien qu'à l'extérieur, la chaleur.

Toutes les tisanes adoucissantes, les préparations pectorales de toutes sortes peuvent être employées, principalement les agents opiacés qui présentent le double avantage de pousser à la sueur et de calmer les quintes de toux.

Des bains de pieds très-chauds et légèrement irritants, préparés avec du sel de cuisine plutôt qu'avec de la moutarde, un purgatif léger ou chez les enfants un vomitif qui débarrasse les bronches encombrées, complètent l'ensemble du traitement de la bronchite simple.

IV

BRONCHITE CAPILLAIRE
BRONCHORRÉE

Nous avons dit, en étudiant l'anatomie du poumon, qu'entre les grosses bronches et les vésicules pulmonaires il y avait des petites bronches ténues, filiformes, ayant à peu près le calibre d'un cheveu et que pour cette raison on appelle capillaires (en latin *capillus* veut dire cheveu) : eh bien! l'inflammation de ces petites bronches s'appelle bronchite capillaire.

Si, lorsqu'elle n'atteint qu'un point des poumons, elle est peu inquiétante, elle est, au contraire, incomparablement plus grave que la bronchite simple quand elle atteint une large étendue ou la totalité des poumons.

Et cela se conçoit : l'inflammation a pour effet immédiat de boursoufler la muqueuse : dans les gros canaux aériens cet épaississement n'a pour effet que de rendre le passage de l'air plus difficile, mais dans les petites bronches il peut aller jusqu'à empêcher complétement la pénétration de l'air. Aussi tous les symptômes prennent-ils un caractère extrêmement inquiétant, et l'oppression peut aller jusqu'à l'asphyxie.

Comme importance, cette forme d'inflammation se rapproche beaucoup plus de la pneumonie que nous étudions plus loin, que de la bronchite simple.

Les bronches sans être enflammées peuvent donner lieu à une sécrétion surabondante de mucus : c'est la *bronchorrhée*.

Cet état particulier s'observe principalement chez les enfants lymphatiques, où il constitue ce que les mamans appellent *poitrine grasse*, et chez les vieillards, et il prend alors le nom de catarrhe.

Autant chez les enfants il résiste peu aux moyens généraux de reconstitution organique, autant il est persistant lorsqu'il est le résultat de l'âge ; il est vrai que dans ce cas il est compliqué le plus souvent d'états organiques plus graves et particulièrement d'*emphysème* bronchique ou pulmonaire.

La distinction établie entre la bronchorrhée et la bronchite chronique ne nous paraît pas fondée ; il nous semble que ce sont des degrés divers d'un même état et non des maladies différentes.

Quant à cette forme de bronchite chronique qu'on a appelé *catarrhe sec* (c'est-à-dire sans flux bronchique), il nous paraît se rattacher plutôt aux altérations nerveuses ou organiques des poumons, à l'asthme ou à l'emphysème.

Quand la bronchite présente un caractère fébrile très-accusé, et particulièrement lorsque se rencontrent les signes de la bronchite capillaire, il faut recourir absolument aux émissions sanguines : saignées, sangsues ou ventouses.

Des cataplasmes légèrement irritants (cata-

plasmes ordinaires arrosés d'un peu d'eau sédative), les emplâtres de poix de Bourgogne et de
thapsia, l'huile de croton, les vésicatoires,
etc., sont des moyens adjuvants qui trouvent
tous leurs indications particulières.

Lorsque la période aiguë est passée, il devient utile de recourir de préférence aux
moyens suivants, indiqués pour le traitement
de la bronchique chronique.

Dans la forme lente de l'inflammation des
bronches, on doit de préférence employer les
expectorants et particulièrement le kermès,
qu'on peut prendre en pastilles à la dose de
cinq à quinze par jour ; à une dose plus élevée,
cet agent devient vomitif et il vaut mieux,
pour obtenir cet effet, recourir à l'émétique.

Les vomitifs répétés : ipécacuanha chez
les enfants (sirop d'ipeca, par cuillerées à
café de cinq en cinq minutes, jusqu'à vomissement), et tartre stibié (cinq centigrammes
dans une potion simple), chez les grandes
personnes, nous paraissent les moyens les
plus efficaces contre les inflammations chroniques simples et les flux des canaux bronchiques.

Citons toutefois après ceux-là, les narcotiques et les préparations de soufre, particulièrement les eaux sulfureuses dont l'emploi est
de tradition dans les cas qui nous occupent.

V

GRIPPE

La grippe qu'on nomme aussi *influenza* ou fièvre catarrhale, est en effet une fièvre essentiellement épidémique, se manifestant, en dehors des signes généraux propres à toutes les fièvres, par une irritation, avec sécrétion catarrhale abondante, de toutes les muqueuses respiratoires et même des muqueuses intestinales.

La maladie s'annonce assez généralement par un extrême abattement, accompagné de douleurs de tête, de perte d'appétit, quelquefois même par des vomissements, des crampes et des douleurs dans les membres.

Le visage peint d'une façon assez particulière l'intensité de cet état : il est *grippé*. Les nuits sont agitées, sans sommeil, troublées de cauchemars pénibles.

Les muqueuses nasales et bronchiques d'abord sèches, ce qui se manifeste par des éternuements et de la toux, sont bientôt le siége d'une sécrétion séreuse très-abondante ; cette inflammation s'étend jusqu'aux yeux et aux oreilles. L'irritation muqueuse ne tarde pas à s'étendre au tube intestinal et l'on observe non-seulement de l'inappétence, des douleurs de ventre et des vomissements, mais encore une diarrhée séreuse fort abondante.

La grippe est une maladie généralement bénigne ; le plus souvent elle n'oblige même pas à garder le lit, si ce n'est vers le soir où la réaction générale s'exaspère d'une façon très-fatigante.

Habituellement, la maladie se résout en quatre ou cinq jours, mais il est, à ce sujet de la gravité et de la durée de la grippe, autant de variétés que d'épidémies et même que de cas particuliers.

Il n'est pas sans exemple assurément que la grippe ait causé la mort, par des complications graves du côté des voies respiratoires et intestinales, mais ces cas sont heureusement très-rares et la grippe reste ce qu'elle est dans l'opinion populaire une maladie beaucoup plus pénible que nuisible.

Faut-il répéter que la grippe, comme toutes les inflammations des muqueuses, se développe presque toujours sous l'influence du froid : c'est en effet dans les climats à température variable que règnent les épidémies catarrhales.

Car il n'est pas douteux que la cause prédominante du développement de la grippe est l'influence épidémique : assurément on peut l'observer quelquefois isolément, mais le plus souvent c'est une ville ou une région tout entière qui en est frappée, et cela avec une rapidité assez remarquable, pour constituer en quelque sorte le génie épidémique de l'affection.

La grippe est-elle contagieuse? Cela n'est point démontré d'une manière absolue, mais étant donnés les points de ressemblance entre la grippe et d'autres maladies épidémiques et contagieuses, il est prudent de la considérer comme telle et de mettre à l'abri les personnes qui y sont le plus prédisposées, c'est-à-dire les vieillards, les femmes et les enfants.

Le traitement de la grippe est des plus simples : il consiste à attendre sans rien faire ; c'est la méthode d'expectation et nulle maladie ne s'en trouve mieux que celle-ci.

La chaleur au dehors et au dedans, c'est-à-dire le séjour dans une chambre à température douce et des boissons chaudes, tisanes émollientes, pectorales, sudorifiques (la bourrache, la mauve, le tilleul), quelques préparations calmantes, le sirop de pavot ou le sirop diacode, quelquefois un vomitif, mieux encore un purgatif salin ; l'eau de Sedlitz naturelle ou l'eau de Saidschutz (un quart ou un demi-cruchon chaque matin, pendant plusieurs jours) ; avec cela le repos et la diète : tel est le traitement le plus rationnel de cette maladie, pour laquelle, sauf dans les cas graves, il est assez peu d'usage d'appeler le médecin.

VI

COQUELUCHE

La coqueluche commence absolument comme la grippe, par les phénomènes de catarrhe bronchique et de fièvre catarrhale; mais au lieu de se résoudre simplement comme elle, elle laisse à la suite de cette première période un état nerveux particulier des bronches, donnant lieu à des accès de toux quinteuse, convulsive, pouvant amener de véritables crises de suffocation et qui se terminent assez souvent par des vomissements.

La coqueluche a un autre point de ressemblance avec la grippe, c'est qu'elle est comme elle épidémique et certainement contagieuse;

mais elle en diffère comme origine en ceci : elle frappe de préférence les jeunes enfants de 3 à 7 ans ; les personnes âgées toutefois n'en sont pas exemptes.

Nous avons dit comment débute la coqueluche ; il est à ce moment assez difficile de la distinguer de la bronchite simple ou catarrhale ou des symptômes précurseurs d'une fièvre éruptive, mais bientôt la toux prend un caractère spasmodique caractérisé et s'accompagne de la turgescence du visage et de larmoiement.

Puis cette toux convulsive reste seule ; elle est assez pénible pour porter l'enfant à lutter contre l'asphyxie qui le menace ; l'expiration est rapide, sifflante, et s'accompagne de ce bruit particulier dit *chant de coq*, auquel la coqueluche doit son nom, à moins plutôt qu'elle ne l'ait emprunté au coqueluchon ou capeline du moyen âge, dont se couvraient ceux qui en étaient atteints. Puis la crise cesse pour un temps, par expectoration d'un mucus filant, albumineux et par le vomissement des aliments ingérés, quelquefois, tant est grande la secousse organique, par l'émission involontaire d'urine ou de matière fécale.

Les jeunes malades sont prévenus du retour des accès : ils sont maussades, effrayés, ils pleurent, crient, engagent une véritable lutte contre l'accès qui les menace ; la crise passée, ils s'affaissent, brisés, couverts de sueur et s'endorment.

Il en est toutefois qui, à la longue, finissent par subir assez facilement les crises, mais il n'est pas rare non plus d'observer, lorsqu'elles surviennent, des hémorrhagies nasales assez abondantes pour exiger le tamponnement, des déchirures pulmonaires et par suite de *l'emphysème* et des hémoptysies ; quelquefois des palpitations, des syncopes et même des convulsions graves peuvent être la conséquence de ces violentes secousses. L'accès passé, il reste à peine trace du mal : un peu de faiblesse, de la pâleur, de temps en temps une toux légère, surtout à la suite des repas ou sous l'influence d'une surexcitation chagrine.

La maladie peut durer ainsi longtemps, de

un à trois mois, puis les accès perdent de leur intensité, puis la bronchite semble revenir à l'état simple pour disparaître tout à fait; alors faiblesse, langueur, inappétence, tout disparaît avec rapidité, et le petit malade recouvre bientôt la santé parfaite.

La coqueluche est en somme une affection sérieuse en elle-même, mais elle devient tout à fait grave lorsqu'elle complique une fièvre éruptive, particulièrement la rougeole qui s'en accompagne souvent . la réunion de ces deux maladies constitue un état pathologique des plus dangereux.

Il n'est pas sans exemple de voir un accès se terminer par l'asphyxie et la mort ; en tout cas la succession de ces ébranlements respiratoires a pu produire des emphysèmes, la pneumonie ou la pleurésie et même se terminer à la longue par la phthisie pulmonaire.

Le traitement comporte d'abord l'isolement absolu du malade, car la contagion se peut transmettre aussi bien par l'air expiré que par les déjections (linge, vêtements, etc.).

C'est surtout les enfants qu'il faut écarter

avec soin, et bien que l'on ait prétendu que la coqueluche n'atteignait qu'une fois le même sujet, il ne faut avoir qu'une confiance restreinte dans cette assertion, démentie par des exceptions nombreuses.

Les vomitifs répétés, les purgatifs doux, les antispasmodiques et surtout la belladone, sous toutes ses formes, sont la base de la médication généralement employée.

Il convient d'y ajouter tous les toniques reconstituants, capables de réagir contre l'appauvrissement du sang que l'on observe toujours dans la coqueluche et qui en augmente singulièrement la gravité : le fer, les amers, les bains excitants, sont recommandés ; on est allé jusqu'à préconiser l'hydrothérapie, mais nous qui savons combien ce moyen est d'une difficile application chez les enfants, nous ne voulons ici que le signaler sans le recommander.

VII

PNEUMONIE

La pneumonie est l'inflammation du poumon ; elle est assez généralement dénommée *fluxion de poitrine*.

C'est une des affections les plus graves et les plus fréquentes des voies respiratoires, et c'est pourtant une de celles sur lesquelles nous nous étendrons le moins, par cette raison qu'elle réclame toujours impérieusement la présence d'un homme de l'art.

Les causes occasionnelles de la pneumonie peuvent toutes se résumer en une seule : l'impression subite du froid. C'est ainsi que les saisons des grandes variations de température, notamment la fin de l'hiver et le printemps, les professions s'exerçant à l'air, le sexe masculin , conditions qui exposent d'une façon toute particulière au refroidissement, ont été enregistrées par toutes les statistiques comme déterminant le plus grand nombre de pneumonies.

Une cause physiologique appréciable explique pourquoi la pneumonie frappe de préférence les enfants et les vieillards, et cette cause est encore subordonnée à la réaction moindre de ces deux âges extrêmes contre les variations de température.

Parmi les causes prédisposantes de la pneumonie il convient de citer : la bronchite, qui s'étend souvent par continuité jusqu'à la substance pulmonaire elle-même ; la phthisie pulmonaire, dont les envahissements successifs sont précédés d'une inflammation préparatoire du tissu pulmonaire circonvoisin ; le rhumatisme, la goutte, les fièvres éruptives qui s'accompagnent trop fréquemment de pneumonie pour qu'il soit permis de ne voir dans les faits signalés qu'une simple coïncidence.

Que se passe-t-il dans l'organe respiratoire lorsque survient l'inflammation? Nous avons dit, en étudiant la composition du poumon, de quelle quantité considérable de vaisseaux sanguins il était pénétré : c'est à proprement parler une éponge imprégnée de sang et pénétrée d'air respiratoire.

C'est cette condition particulière du poumon et le désaccord facile et extrême entre la température du sang, toujours égale ou à peu près, et celle de l'air extérieur que les causes les plus diverses font varier, qui expliquent la fréquence et le mode de développement de la pneumonie.

Une théorie fort ingénieuse a expliqué le phénomène *inflammatoire* par un rétrécissement subit des vaisseaux capillaires, emprisonnant tout à coup les globules sanguins, devenus trop larges pour suivre librement leur cours.

Il semblerait à ce titre que la pneumonie dût être le type parfait de toutes les inflammations. Rien de plus naturel que le spasme ou rétrécissement instantané des vaisseaux sanguins du poumon sous l'influence brusque de l'air froid : tous les tissus organiques, en effet, se resserrent, se contractent sous l'influence d'une température inférieure, non point, comme on pourrait le croire, en vertu de la loi qui régit les corps inorganiques, dilatés par la chaleur et rétrécis par le froid, mais par un phénomène de contractilité musculaire parfaitement défini.

Eh bien ! le premier acte de l'inflammation pulmonaire est de retenir, d'accumuler dans l'organe les éléments solides du sang.

Le poumon enflammé est gorgé d'un sang déjà coagulé ; il est compacte, violacé et ressemble considérablement au tissu de la rate, cette glande sanguine, d'où le nom de *splénisation* sous lequel on désigne ce premier terme de la pneumonie (en grec, la rate s'appelle *splen*, d'où les Anglais ont tiré leur *spleen*).

En se développant, l'inflammation accroît cette densité du poumon ; les éléments séreux du sang y commencent un travail d'organisation et cette substance aérienne, légère, s'indure, se carnifie, devient lourde et opaque au point de ressembler absolument au tissu du foie : c'est l'*hépatisation* (toujours en grec, *hepas* veut dire foie).

Tant que cette induration du tissu pulmonaire n'est causée que par du sang ou des exsudations plastiques organisées, c'est l'*hépatisation rouge* : dès que, comme dans toute inflammation, survient la naissance de globules de pus, l'aspect du poumon est complétement modifié, et l'on a l'*hépatisation grise*.

Ces trois états peuvent exister concurremment, ils peuvent occuper une partie ou la totalité de l'un ou des deux poumons, ils peuvent être compliqués de collections purulentes : abcès pulmonaire, — de mortifications partielles : gangrène pulmonaire ; l'inflammation peut atteindre les canaux bronchiques : bronchopneumonie, — ou la plèvre : pleuropneumonie, — ce qui donne autant de formes diverses à la maladie et en fait varier les signes et la gravité,

La pneumonie s'annonce toujours par une

fièvre de début : malaise, courbature, chaleur et excitation. Comme cette fièvre est le prélude de toute inflammation, il est assez difficile à ce moment d'en déterminer l'origine, mais bientôt le malade accuse une douleur vive dans un point quelconque de la poitrine, *point de côté*, augmenté par les efforts de toux et les mouvements.

La toux se manifeste à son tour, d'abord sèche, puis bientôt accompagnée d'expectoration d'aspect variable; la respiration est, dès son début, pénible, anxieuse et fréquente.

Les crachats deviennent rapidement *rouillés*, c'est-à-dire intimement mêlés d'éléments sanguins; ce caractère seul peut distinguer la bronchite et même la bronchite capillaire de la pneumonie, et l'étude que nous avons faite de la structure différente, surtout au point de vue de la vascularisation de la substance pulmonaire et des canaux bronchiques, explique suffisamment ce phénomène.

Si pendant l'engorgement sanguin les crachats sont mêlés de sang, cela cesse complètement dès que la maladie parcourt sa deuxième et sa troisième phase, où les crachats sont visqueux, ont l'aspect de jus de pruneaux, ou même une coloration verdâtre prononcée.

Si, au contraire, l'expectoration devient abondante, d'aspect gommeux, filante et aérée, c'est que la pneumonie se termine par résolution, c'est-à-dire de la façon la plus désirable.

Est-il besoin d'ajouter que, du début à la fin règne une fièvre intense, portant le nombre des pulsations jusqu'à cent et cent vingt et la chaleur du corps jusqu'à quarante degrés, occasionnant une inappétence absolue, une soif vive, un abattement profond, quelquefois des mouvements involontaires et même quelques accès de délire.

Tous ces signes suffiraient à faire reconnaître la fluxion de poitrine, mais le praticien, et nous avons dit qu'il fallait toujours l'appeler dans ce cas, les contrôlera toujours à l'aide de son oreille et de ses doigts.

Rien ne surprend davantage les personnes non initiées à la science médicale que cette merveilleuse application du son à l'étude des phénomènes pathologiques, et pourtant rien n'est plus simple.

Tenez, prenez un tambour, non pas le tambour vulgaire, mais celui du timbalier de l'Opéra, frappez et il sonne creux; mais remplissez sa coupe de cuivre avec de l'eau, frappez à nouveau et il sonne mat.

Le poumon est ainsi fait : à l'état sain, dans sa carapace d'os et de muscles, la poitrine, il constitue une masse d'air sonore et retentissante; frappez sur la paroi, un bruit sonore vous répondra, mais que la maladie vienne oblitérer les pores de cette éponge aérienne, que le sang, comme nous l'avons dit, pour la pneumonie, vienne s'accumuler dans un point de sa masse et y prendre la place de l'air, la poitrine frappée du doigt donnera le signe matité, c'est-à-dire, pour être mieux compris, le son *plein*, et non plus le son *creux*.

Voilà pour l'œuvre des doigts, mais que fait l'oreille dans cette recherche? Notre comparaison de tout à l'heure va nous servir encore.

Prenez notre tambour, appliquez l'oreille

sur le fond de sa caisse et que quelqu'un vienne parler doucement près de sa peau tendue ; s'il est vide ou plutôt s'il n'est rempli que d'air, vous ne pourrez distinguer son murmure, mais dès qu'il sera rempli d'eau, vous pourrez distinguer jusqu'à son souffle.

C'est qu'en effet l'air, comme tous les gaz, est mauvais conducteur du son, tandis que les liquides et les solides le transmettent parfaitement.

Eh bien ! le souffle respiratoire qui s'accomplit dans les bronches et le phénomène de la voix qui a son siége dans le larynx, ne peuvent être perçus par l'oreille lorsque le poumon est sain, c'est-à-dire imprégné d'air, parce que ce poumon fait une cloison en quelque sorte rembourrée entre le fait et la perception, mais dès que la maladie engorge de liquide ou de solide cette cloison naguère imperméable, ces deux bruits, souffle respiratoire et voix, parviennent à l'explorateur, multipliés, augmentés et s'appelle : *souffle bronchique* et bronchophonie (que nos lecteurs nous pardonnent, ce mot vient encore du grec : *phonos*, voix, *bronchos*, bronches, et veut dire que la voix s'entend aussi bien à l'extrémité pulmonaire des bronches que sur les lèvres mêmes).

Ajoutez à cela le râle crépitant, c'est-à-dire un bruit analogue à celui d'une poignée de sable pressée dans la main ou à celui d'une pincée de sel grésillant sur le feu, lequel râle est occasionné par le passage de l'air respiré à travers les liquides de l'inflammation, et vous aurez le cadre à peu près complet des choses mystérieuses que le médecin écoute et qui lui dictent, s'il sait les entendre, la marche à suivre et les paroles d'espoir et de consolation qui sortent de sa bouche.

La pneumonie est une des affections les plus graves ; sa durée varie de dix à vingt jours, et l'on peut dire, sans être taxé d'exagération, qu'elle tue dans la moitié des cas. Cette proportion est considérablement augmentée, lorsqu'il s'agit d'enfants, de vieillards ou de personnes débilitées. En général, la gravité de l'affection est beaucoup plus grande lorsqu'elle succède à une autre maladie.

Nous ne devrions pas indiquer le traitement de cette affection, car nous ne saurions trop le répéter, le malade est ici incompétent à se soigner lui-même.

Toutefois nous indiquerons la marche généralement suivie par les praticiens prudents.

La saignée qui, dans les premiers temps de ce siècle, a été employée jusqu'à un exorbitant abus, a tué, dit l'école moderne, autant d'hommes que les guerres de l'Empire ; un système plus sobre succéda à ces saignées à outrance dont Broussais fut le promoteur : il consistait à saigner sans excès, en administrant concurremment l'émétique à dose fractionnée.

Cette saignée chimique, cette *altération* immédiate du sang, que donne cet agent médicamenteux, administré par petites doses continues, est employée aujourd'hui d'une manière exclusive par beaucoup de praticiens dont nous partageons les idées.

Cette médication a pour effet fâcheux d'affaisser considérablement l'état général du malade ; aussi, et malgré l'étrangeté apparente de cette mesure, doit-on faire prendre quelques toniques, un peu de vin et du consommé.

Ajoutez à cela quelques vésicatoires, une tisane pectorale quelconque, quelques calmants, l'opium sous toutes ses formes, et vous aurez à peu près l'ensemble des moyens que nous pouvons opposer à cette terrible maladie.

Quelques praticiens croient qu'il vaut mieux ne pas la traiter du tout, et la combattre avec de l'eau claire déguisée sous des formules plus ou moins complexes pour rassurer l'esprit du malade : c'est peut-être pour cela que les médecins homœopathes guérissent quelquefois la pneumonie.

VIII

PLEURÉSIE

C'est l'inflammation de la plèvre, de cette membrane séreuse qui sépare les poumons des parois de la poitrine et permet les mouvements de l'un dans l'autre.

Les causes de la pneumonie sont aussi celles qu'on peut invoquer le plus souvent dans le développement de la pleurésie : entre toutes, le froid subit et surtout une impression locale de refroidissement sur la poitrine, nous paraît être la cause la plus fréquente de cette affection.

Comme toute inflammation, la pleurésie s'accompagne d'une fièvre assez vive débutant généralement par un frisson, mais le signe prédominant est une douleur parfaitement localisée ou *point de côté*, caractère tellement absolu de la maladie qu'elle lui a même emprunté son nom populaire. Cette douleur est incessante et donne au patient l'impression d'un poids appliqué sur les parois de la poitrine.

Tous les efforts, tous les mouvements et surtout les respirations profondes et la toux aggravent l'intensité de cette douleur jusqu'à déterminer l'angoisse, jusqu'à arracher des cris aux malades.

La toux d'ailleurs est sèche et fréquente : la partie de la poitrine occupée par l'inflammation se dilate, perd ses vibrations particulières que la respiration imprime normalement aux parois du thorax, et, en percutant et en auscultant, on y peut apprécier bientôt la présence d'une masse interposée résonnant mat sous les doigts, et ne transmettant à l'oreille qu'un bruit respiratoire éloigné et confus ou profondément modifié.

C'est qu'en effet, à l'inflammation sèche de

la plèvre, début de l'inflammation que signale, à l'observateur, un bruit de frôlement, succède bientôt le phénomène pathologique *épanchement pleurétique* qui termine la pleurésie, sauf dans un très-petit nombre de cas, dits pleurésies sèches.

Comme dans toutes les séreuses en effet, l'inflammation a une tendance marquée à se terminer par l'hydropisie.

Tantôt le liquide qui s'épanche dans la plèvre est de la sérosité pure, c'est l'hydrothorax (*udor*, eau), tantôt il se fait une véritable suppuration.

D'autres fois les liquides sécrétés s'organisent en membranes et donnent lieu à ces adhérences membraneuses, plus ou moins étendues qui, pour le reste de la vie, gêneront les mouvements pulmonaires et causeront ce qu'on appelle la respiration courte.

Souvent des éléments étrangers se trouvent mêlés à ces produits légitimes de l'inflammation : c'est du sang, soit exsudé par la surface de la plèvre enflammée, soit issu de vaisseaux, déchirés par des altérations plus profondes, ce sont des éléments tuberculeux, provenant de cavernes ouvertes dans la plèvre, c'est encore de l'air qui s'y est introduit à travers les mêmes déchirures par des efforts d'inspiration profonde.

Ce dernier phénomène qu'on observe aussi dans les plaies pénétrantes de la poitrine, qui mettent également sa cavité en communication avec l'air extérieur, s'appelle pneumothorax (*pneumos*, air) et constitue un des accidents les plus redoutables de la respiration.

Que de variétés ne voit-on pas dans ce tableau sommaire de la pleurésie et au point de vue des caractères de l'affection, et au point de vue de sa gravité !

La pleurésie, en effet, d'après son étendue, peut être *locale, lobulaire* (n'atteignant qu'un lobule du poumon), ou *double*, c'est-à-dire atteignant les deux plèvres à la fois. (Cette forme, heureusement fort rare, cause une difficulté extrême de la respiration et a presque toujours une terminaison fatale.)

Au point de vue de la forme elle peut être *sèche* et c'est le cas le plus bénin, *adhésive* ou s'accompagnant d'épanchements *séreux, purulents* ou *aériens.*

Selon la rapidité de la marche elle sera *aiguë* ou *chronique;* d'après ces causes on la dira *accidentelle, traumatique* (de *trauma* blessure), si quelque plaie lui a donné naissance, *tuberculeuse,* si le voisinage d'une caverne pulmonaire a causé son évolution.

Quelle que soit sa forme, le traitement comporte, dans les cas sérieux, des émissions sanguines, saignées, sangsues et ventouses sur le point malade, ou les médications altérantes qui en tiennent lieu et dont nous avons dit un mot en traitant de la pneumonie ; mais le remède traditionnel de la pleurésie, et cette fois à juste titre, c'est le vésicatoire, qu'on peut remplacer, surtout au début et dans les cas légers, par des cataplasmes très-chauds, arrosés ou non d'un liquide rubéfiant, l'eau sédative par exemple, ou même par l'application locale de sinapismes que l'invention fort heureuse de Rigollot a rendue désormais fort commode.

Lorsque l'épanchement est abondant et ne

se résorbe pas de lui-même ou sous l'influence d'une médication interne, ce qui est en somme le plus fréquent, il peut être nécessaire de l'évacuer à l'aide d'une ponction.

Cette opération qui s'appelle la thoracenthèse est beaucoup moins dangereuse qu'elle ne paraît tout d'abord, mais on comprendra que, malgré sa simplicité, nous n'en fassions point la description dans un travail consacré non aux praticiens, mais aux malades.

Pour finir, ajoutons que contrairement à la pneumonie, l'inflammation de la plèvre est une maladie généralement bénigne et qui, sauf les cas où elle emprunte sa gravité à d'autres affections concomittantes, se termine assez généralement par la guérison.

IX

ASTHME. — EMPHYSÈME

L'asthme est une affection nerveuse des voies respiratoires ; à ce titre il se distingue des maladies que nous venons d'étudier par ces deux caractères fondamentaux de toute névrose : l'intermittence et l'absence de fièvre.

L'asthme, en effet, se manifeste par des crises entre lesquelles le malade recouvre la santé parfaite.

Le plus souvent l'accès survient sans cause ; quelquefois l'impression du vent ou de poussière respirée, surtout l'inspiration d'air froid, particulièrement de l'air refroidi de la nuit, en provoque le retour.

Le malade éprouve alors une angoisse caractéristique ; s'il est couché, il se relève brusquement comme s'il était menacé de suffocation, il semble que l'air respirable va lui manquer, et il se précipite, inquiet, pris de cette anxiété particulière qu'on pourrait appeler l'angoisse respiratoire, vers les issues de sa demeure ; alors il introduit péniblement, à l'aide d'efforts considérables et en s'aidant de ses bras tendus pour soulever les parois de sa poitrine, quelques rares bouffées d'air, qui n'y pénètrent qu'en sifflant et d'une façon tellement incomplète que l'oreille appliquée sur la poitrine, n'y perçoit presque plus le murmure vésiculaire.

Ces accès terribles peuvent durer une demi-heure ou plusieurs heures; ils reparaissent tous les huit jours, mais quelquefois toutes les nuits, et nous ne savons rien de plus douloureux que le désespoir du patient si ce n'est l'impuissance du praticien qui l'assiste.

Il est, en effet, très-difficile de combattre l'accès et l'on doit plutôt diriger tous ses efforts contre l'affection qui les détermine.

Toutefois l'on a employé avec succès les fumigations narcotiques, cigarettes de datura, de belladone, les papiers nitrées; quelquefois un vomitif administré au début, dans d'autres cas, une révulsion rapide, sinapismes ou pédiluves sinapisés, peuvent avoir quelques succès, mais ici les prédispositions personnelles font tout le succès des divers agents employés, et ils n'en est point qui présentent une valeur absolue dans le traitement des crises d'asthme.

Tous les efforts du praticien, nous le répétons, doivent se concentrer contre l'affection elle-même.

Nous dirons quels moyens on peut employer pour cela après avoir étudié l'emphysème, maladie organique des voies respiratoires, étroitement unie à la névrose qui nous occupe.

L'emphysème pulmonaire est une maladie caractérisée, soit par le développement exagéré des vésicules pulmonaires, soit par la pénétration de l'air dans des déchirures du tissu cellulaire qui les sépare, le résultat, dans l'un et l'autre cas, étant la formation, dans l'intérieur des poumons, de petites poches remplies d'air dont les parois, privées de la faculté de respirer, sécrètent en surabondance des mucosités qui les engorgent. Comme cause et comme effet, l'asthme et l'emphysème semblent ne faire qu'une seule entité pathologique.

En effet, la cause prédominante de la formation des vésicules emphysémateuses, est l'antagonisme entre l'effort d'expulsion de l'air contenu dans les vésicules pulmonaires et un obstacle qui s'oppose à sa sortie : l'air, comprimé d'un côté, arrêté de l'autre, se fait place soit par le développement exagéré de la vésicule, soit par la rupture même de ses parois.

Or, cette condition se rencontre dans tous les accès d'asthme; cette extrême difficulté que l'air rencontre pour pénétrer dans la poitrine existe aussi pour sa sortie, et le gaz entre deux résistances se creuse un asile dans le tissu des bronches ou du poumon, à l'endroit où les tissus offrent le moins de résistance.

Une comparaison bien simple fera d'un seul coup saisir le mécanisme de ce phénomène : soufflez dans un tube de caoutchouc, s'il est libre à son extrémité, l'air passera sans difficulté ; mais pressez cette extrémité entre vos doigts et si votre souffle est assez puissant, il se trouvera bien sur les parois du tube une partie éraillée ou amincie qui se gonflera en ampoule, et fera, par rapport au tube lui-même, une véritable vésicule pleine d'air.

Telle serait théoriquement l'emphysème ; mais, dans le poumon, cette poche doublée de tissus voisins, sans cesse baignée des mucosités sécrétées par sa surface, est le plus souvent le siége d'une véritable inflammation, en même temps que, par sa présence, elle agit comme un corps étranger sur l'organe respiratoire, et détermine ou entretient à son tour des crises de dyspnée (*dus*, difficile, *pnéo*, je respire) dont l'asthme résume l'ensemble pathologique.

Donc, ainsi que nous l'avons dit, il y a entre ces deux affections une double corrélation, et nous avons d'autant plus raison de les réunir dans le même cadre, qu'à des nuances sans valeur, leurs symptômes et le traitement qu'elles réclament sont à peu près identiques.

Nous connaissons les symptômes, quant au traitement il est à ce point complexe et subordonné à la nature même du malade, que nous ne pouvons ici que l'indiquer sommairement.

En tête des agents que l'on oppose à l'emphysème il faut placer les expectorants, le kermès, l'ipéca à dose non vomitive (l'un et l'autre sous forme de pastilles et continués longtemps), les vomitifs dont l'emploi pourrait être bien plus fréquent s'il ne fatiguait considérablement le malade. Toute la série des antispasmodiques; les narcotiques sous toutes les formes, enfin les divers agents que nous avons signalés plus haut pour le traitement des accès, complètent le cadre de la thérapeuthique de ces deux affections, que le malade, nous ne saurions trop le dire, ne peut en aucun cas traiter sans recourir à l'expérience d'un médecin.

X

CROUP

Contrairement à l'opinion généralement reçue, le croup n'est point une maladie locale, mais une affection générale. Pour bien comprendre le caractère vrai de cette affection et se rendre compte de l'inutilité et même du danger de certains traitements qui lui ont été opposés, il faut la comparer à une fièvre éruptive, la petite vérole, par exemple. Or, qu'y a-t-il dans la petite vérole : d'abord un état général très-important dont la fièvre est le signe fondamental, et ensuite des vésicules surgissant à la surface de la peau, élément très-secondaire de la maladie, puisqu'il peut se développer abondamment ou discrètement, et manquer même ·tout à fait alors que l'empoisonnement général suit son cours.

Pour tout dire, en un mot, la petite vérole n'est pas une *éruption avec fièvre*, mais bien une *fièvre avec éruption*, c'est-à-dire une *fièvre éruptive*.

Eh bien, il en est de même pour le croup ; ici encore il y a un fait général dominant la situation, c'est l'intoxication diphtéritique et un fait local, la naissance des fausses membranes ; et pourquoi ne dirions-nous pas l'éruption des fausses membranes : les éléments nouveaux ne jouent-ils pas, à l'égard des muqueuses, un rôle analogue à celui des pustules varioliques sur la peau ?

Ce qui a pu jusqu'à nos jours tromper les praticiens et leur faire donner toute leur attention aux phénomènes locaux, c'est que le siége choisi par les développements morbides du croup, donnait à cette éruption une importance inusitée, mais cette gravité ne se trouve-t-elle pas dans les fièvres éruptives ordinaires, lorsque l'éruption envahit la bouche et le gosier?

Donc le croup est une affection générale très-grave, se manifestant par une altération profonde du sang et donnant naissance à des corps organiques nouveaux, appelés fausses membranes, qui peuvent, ne l'oublions pas, se développer sur toutes les muqueuses et même sur toutes les plaies superficielles ou profondes de la peau, mais dont le siége de prédilection est le gosier, le larynx et les bronches.

Cette définition est d'une importance radicale, surtout au point de vue du traitement ; elle apprend, en effet, ce qui n'a point été dit jusqu'alors, que tout n'est point fini dans le traitement de cette cruelle affection quand on a rendu l'accès à l'air, soit en détachant les fausses membranes, soit en ouvrant le canal aérien ; elle explique comment la mort peut survenir malgré le succès complet de ces manœuvres locales ; elle indique la nécessité absolue de certains agents médicamenteux, les *reconstituants*, les antiseptiques, jusqu'ici proscrits dans le traitement du croup ; elle établit enfin le danger absolu des saignées, des sangsues, des vésicatoires (des vésicatoires surtout, qui se recouvrent de fausses membranes), dans cette affection où toute médication débilitante concourt avec le mal luimême à une terminaison fatale. Nous verrons tout à l'heure les indications que le traitement peut tirer de ces données.

Quels sont donc les désordres généraux et locaux de ce terrible empoisonnement?

Il convient de citer tout d'abord une altération profonde et subite du sang : il devient fluide, aqueux, sans plasticité, à peu près analogue au sang d'une chlorose, datant de longtemps. Les globules rouges, ces éléments qui mesurent la richesse du sang, y sont clairsemés dans le sérum, et cet appauvrissement immédiat explique cette tendance aux hémorrhagies par les muqueuses, les plaies ou les piqûres de sangsues, observées chez les diphtéritiques. Cet état du sang n'est-il pas la formelle condamnation de toutes les pratiques, émissions sanguines ou révulsifs qui n'ont pour effet que de l'appauvrir encore ?

Comme conséquence de cette altération du sang, se manifeste très-vite aussi l'affaissement du système nerveux et par lui de toutes les fonctions de l'être.

Tous les phénomènes qui surviennent au début pendant la période prodromique du croup, — car, nouveau trait de ressemblance avec les fièvres éruptives, le croup a lui aussi, sauf dans quelques cas foudroyants, heureusement très-rares, sa période d'incubation, — sont bientôt suivis de l'apparition de l'éruption pseudo-membraneuse.

Jusqu'à ce jour on a assez facilement admis que l'éruption, commençant par le gosier, se propageait généralement de haut en bas vers le larynx et les bronches.

Qu'est-ce qui le prouve? N'est-il pas plus simple d'admettre, étant acquis le caractère général de la maladie, que l'éruption, comme la variole, se développe au hasard, partiellement ou généralement, sans prédilection de siége. Si on l'observe tout d'abord dans la gorge, c'est que là on peut la constater tout de suite et à l'œil nu, et si, dès le début de l'éruption, les fausses membranes ne manifestent pas leur présence dans les bronches par les signes de suffocation, c'est qu'elles n'ont alors qu'un volume restreint, insuffisant pour obstruer complétement les canaux aériens, mais capables déjà d'occasionner de la dyspnée.

Pour nous, dès le début de l'éruption pseudo-membraneuse, il y a des fausses membranes, — sauf quelques exceptions rares, — et dans le gosier, et dans le larynx et dans les bronches : il y en a peu, c'est possible, mais il y en a et le résultat de ce fait est que l'on tente en vain par les cautérisations d'arrêter la propagation du mal et que l'on obtient seulement, par ces moyens, d'en diminuer l'extension.

De quoi se compose donc cette peau de nouvelle création et quels sont les éléments qui la composent? Est-il possible, à l'aide du microscope, d'y reconnaître des éléments qui lui soient propres et qui permettent de la distinguer toujours des éléments inflammatoires ordinaires?

Oui, certes, et dans un cas qui nous intéressait beaucoup, il nous a été donné, — c'est

là un des plus cruels priviléges de notre pro-
fession, — il nous a été donné de démentir
par l'examen microscopique les bienveillants
mensonges dont on voulait bercer nos angoisses paternelles.

La membrane du croup, en effet, se compose
de fibrine déjà organisée, c'est-à-dire ayant
l'aspect fibrillaire ; entre les linéaments qui la
composent on distingue quelquefois des globules de pus enchassés ou du sang, quand la
maladie prend la forme hémorrhagique ; quelques observateurs y ont constaté la présence
de parasites animaux et végétaux, mais son
caractère essentiel est en dehors de ces éléments exceptionnels, c'est la fibrine, recon-
naissable à son aspect et à ses réactions habi-
tuelles.

Abordons maintenant les cruelles manifestations du croup.

Nous avons déjà dit qu'il y avait la période
d'incubation : elle peut durer de quatre à huit
jours et même davantage.

Elle se manifeste à peu près par les signes
d'une bronchite catarrhale : fièvre intense, dé-

butant par un frisson, avec douleur de tête, fatigue insurmontable, perte de sommeil, perte de l'appétit et même quelquefois vomissements.

Le nez et les yeux sont enflammés; le malade mouche abondamment et a du larmoiement; cette irritation s'étend vite au gosier, dont la muqueuse est sèche, rouge et douloureuse au passage des aliments; les ganglions situés sous la mâchoire sont dès ce moment engorgés et douloureux.

Cette sensibilité des ganglions sous-maxillaires doit toujours faire craindre une maladie grave du pharynx; aussi doit-on examiner souvent la gorge et l'on y constate alors bientôt l'apparition des plaques grises, blanchâtres, caractéristiques du croup.

Que si, à l'examen direct on ajoute l'examen au laryngoscope, — instrument précieux de découverte récente qui permet d'examiner à l'intérieur le canal aérien presque jusqu'à l'origine des bronches, c'est-à-dire jusqu'à un point correspondant à l'os de la fourchette, — qu'on examine, disons-nous, ces parties plus profondes et l'on y découvrira des petites plaques pseudo-membraneuses.

La voix qui est d'abord sonore devient rapidement rauque, puis sourde, et le malade, les efforts de voix devenant douloureux, ne parle plus qu'à voix basse.

La toux présente les mêmes caractères, mais c'est bien plutôt dans le faux croup ou la laryngite striduleuse, dont nous avons parlé précédemment, qu'on peut retrouver la toux et la voix croupales, c'est-à-dire ce chant du coq (*croup* en écossais), auquel la maladie doit son nom.

La voix, comme la toux, est suivie de cet impitoyable sifflement que fait l'air en pénétrant dans les organes respiratoires rétrécis.

A de certains moments, la respiration, toujours pénible, devient anxieuse, et l'on assiste à cette épouvantable lutte d'un petit être qui a conservé toutes ses facultés, — car le mal épargne l'intelligence comme pour rendre ses coups plus cruels, — on assiste, disions-nous, au combat de l'enfant contre l'ennemi acharné qui le prend à la gorge et l'étreint sans trève ni répit.

A chaque nouveau choc, l'enfant, qui sent sa venue, se redresse épouvanté ; son visage, grisâtre d'abord, porte l'expression d'un immense effroi ; il tend ses bras, comme en un appel suprême, vers tous ceux qui l'entourent, appel inutile, car tous ceux qui sont là ont la terrible conviction de leur impuissance en face du fléau.

Est-il dans l'histoire des douleurs humaines de plus terribles moments? Peut-on voir sans que le cœur se brise ces pauvres petits êtres faire appel à notre secours, à nous leurs protecteurs habituels, sans que nous puissions terrasser dans un suprême effort ce mal barbare qui les étrangle sous nos yeux.

Que font nos pleurs et nos cris? L'enfant étouffe ; son visage se gonfle, se congestionne, puis devient violacé, et il retombe inanimé sur sa couche.

Est-ce fini? non : après quelque temps de repos, qu'il semble accorder à sa victime pour lui permettre de subir une nouvelle atteinte,

le Croup, ce bandit sombre, si bien personnifié par le génie du grand poëte, reparaît, et
le martyre continue.

Et cela peut durer longtemps, d'autant plus
que la résistance vitale est plus grande ; puis
la fièvre intense, qui tient l'enfant depuis le début, devient extrême ; le sang, appauvri par le
principe du mal et non revivifié par suite de
l'obstacle matériel de la respiration, devient
noirâtre, froid, gluant ; la peau est pâle,
froide, couverte d'une moiteur algide.

Enfin la mort vient terminer, et, il faut
l'avouer, elle est la bienvenue, cette déplorable lutte de l'infiniment petit contre l'implacablement cruel.

Nous devons le dire, en effet, sauf quelques exceptions, parmi lesquelles il convient
de citer le cas du grand Washington, qui
mourut du croup, à soixante-huit ans : cette
maladie paraît spéciale à l'enfance, et c'est
généralement de trois à dix et douze ans
qu'on l'observe le plus généralement.

Les causes des inflammations simples des
voies respiratoires, et notamment le froid (sai-

sons, climats, etc), peuvent être invoqués dans
le développement du croup, mais les deux
causes spéciales les plus influentes sont : l'épidémie et la contagion.

Il est indubitable, en effet, que le croup
règne épidémiquement ; il n'est pas un observateur qui n'en ait fait la remarque, souvent
même le champ de l'épidémie est fort restreint
et une seule localité d'un pays ou un seul
quartier d'une grande ville peuvent en être
atteints.

Quant à la contagion elle est indiscutable,
elle se transmet par deux voies : par l'air,
dans lequel vivent les malades, ce qui constitue pour les familles le devoir impérieux
d'éloigner d'eux tous ceux qui ne leur sont
pas utiles et principalement les enfants ; par
le contact des fausses membranes soit avec
les muqueuses, soit avec une plaie de la peau.
Ce dernier mode de contagion, démontré d'une
façon irrécusable par les nombreux accidents
qui ont frappé des médecins capables des plus
héroïques dévouements, est en tous cas pour
eux, en dehors de toute nécessité impérieuse et

pour les personnes qui soignent les malades, l'indication de ne toucher qu'avec précaution et les mains nettes de plaies, les mucosités sorties ou retirées du gosier du malade.

Comment doit-on traiter le croup? Evidemment si nous le disons ici, ce n'est point parce qu'il est possible de se passer dans cette affection de l'assistance d'un médecin, il n'est pas un père qui oserait y songer.

Nous allons le faire connaître parce que, autour de cette affection, l'une des plus fréquentes, et les plus redoutables, une de celles dans lesquelles le médecin a besoin de la plus grande liberté d'action, on a accumulé tous les préjugés et toutes les erreurs et qu'il est difficile souvent de faire suivre les voies tracées par la science.

Si on a lu attentivement l'étude des phénomènes organiques qui s'accomplissent dans le croup, on comprendra sans peine l'importance de cette règle absolue du traitement : il faut soutenir les malades, toujours et quand même, il faut les nourrir malgré la fièvre, malgré leur résistance, et il faut même recourir aux préparations les plus nutritives, les bouillons, les consommés, le vin généreux, les amers (préparations de quinquina ou autres et même le sulfate de quinine) doivent être recommandés.

Un vomitif doit être donné dès le début et répété fréquemment dans le cours de la maladie; comme l'émétique peut chez les enfants présenter quelques inconvénients, il est d'usage de donner l'ipeca ou le sulfate de cuivre.

A cela se borne à peu près tout le traitement interne, médical ; on a préconisé il est vrai une foule d'autres agents, mais ils sont plus ou moins inutiles et font perdre un temps précieux dans une affection qui ne permet pas d'attendre.

Faut-il cautériser la gorge ? Non, semblerait-il d'après ce que nous avons dit du caractère de l'affection.

Ce serait trop absolu ; si le trouble général est la partie importante, il ne faut pas oublier que les phénomènes locaux doivent à leur siége une gravité toute exceptionnelle.

Tout en traitant donc l'affection, il faut empêcher, en les détachant par des cautérisations légères et fréquentes, les fausses membranes de la gorge d'encombrer les canaux au point de gêner la respiration, ou même en fluant vers les parties plus profondes, d'y porter leur contagium morbide.

Mais ces cautérisations, qu'on ne l'oublie pas, ont pour but non pas d'empêcher le mal d'envahir les bronches — il y est déjà — mais de déterger les parties malades qui nous sont accessibles.

Aussi doit-on recourir de préférence aux caustiques les plus légers, qui, suffisants pour détacher les membranes, ne sont point assez actifs pour enflammer les tissus sous-jacents : nous employons de préférence l'alcool pur ou dilué selon les diverses indications particulières.

Mais hâtons-nous de le dire, il n'est qu'une ressource suprême, capable d'arracher et encore dans une proportion bien restreinte, les petits malades à la mort, c'est l'opération de la trachéotomie, et nous devons la faire connaî-

tre à nos lecteurs, afin de les mettre en garde
contre les craintes exagérées qu'elle inspire ;
ce sont ces craintes, en effet, qui en reculant
chaque jour devant l'inéluctable nécessité, en
lui préférant jusqu'au bout des moyens d'une
inefficacité notoire, en faisant en un mot de la
trachéotomie une ressource *in extremis*, ce sont
ces craintes elles-mêmes qui la rendent si souvent inutile et lui font même imputer un certain nombre des accidents observés.

Qu'on le sache donc bien, au début de
l'affection, l'ouverture de la gorge peut être
le salut, et elle ne constitue pas d'ailleurs une
opération d'une extrême gravité ; pour qu'on
en puisse juger nous allons donner une description sommaire de cette opération.

Le malade couché et fortement maintenu
doit avoir le cou soulevé et la tête renversée
sur un oreiller plié en deux, la tête du lit tour-
née vers le jour. Le chirurgien placé à sa gauche, d'une main fixe solidement le canal respiratoire et sa main droite armée du bistouri
trace une incision suivant le milieu du cou,
de trois à quatre centimètres d'étendue, en

commençant à un doigt environ de l'os de la fourchette.

Cette première incision coupe la peau et quelques membranes fibreuses situées en-dessous ; on rencontre alors une couche de vaisseaux sanguins, que, selon les circonstances et leur direction on coupe ou l'on sépare.

Ce sont ces vaisseaux qui par l'hémorrhagie à laquelle ils donnent lieu, constituent une des plus grandes difficultés de l'opération ; en effet le sang en pénétrant dans l'ouverture de la trachée peut remplir les vaisseaux aériens et menacer le malade de l'asphyxie : c'est même en face de ce péril que des praticiens, victimes de leur devoir, ont, en voulant retirer le sang par aspiration, contracté eux-mêmes la diphtérite.

Mais ce danger peut être facilement conjuré par l'habileté et la promptitude du praticien.

En dessous de ce lacis sanguin on rencontre immédiatement le canal trachéen dont on coupe trois ou quatre anneaux cartilagineux,

selon l'étendue que l'on veut donner à l'orifice.

A ce moment il est indispensable de le
tenir béant, à l'aide d'une pince spéciale ou
d'un dilatateur qui en tient les bords écartés.

Cela fait, on y introduit une canule spéciale,
double, dont l'un des tubes, fixé définiti-
vement dans la plaie, descend dans le canal
respiratoire et que l'on maintient à l'aide d'une
bandelette autour du cou ; l'autre, introduit
dans le précédent auquel il peut être fixé
par un petit bouton, en est extrait aussi souvent qu'il convient pour être nettoyé et dé-
barrassé des mucosités et des fausses membranes qui l'obstruent.

Comme les voies respiratoires profondes
sont très-sensibles à l'impression du froid, il
est bon de chauffer légèrement à l'eau tiède la
canule avant de l'introduire, et il est d'usage
de recouvrir ensuite le cou d'une cravate
très-perméable de gaze, qui tamise et échauffe
l'air avant son entrée dans les bronches.

Telle est cette opération tant redoutée. Disons que depuis qu'on la pratique de bonne

heure on est parvenu à sauver la moitié et même les deux tiers des malades. Malheureusement elle ne peut être tentée sur les enfants de tout âge et ce n'est guère qu'à partir de quatre à cinq ans qu'il est permis d'y avoir recours.

Nous finissons avec le croup l'étude des
maladies des voies respiratoires : de toutes?
non. Nous avons réservé pour un livre spécial l'étude de la plus fréquente et de la plus
terrible : la phthisie pulmonaire.

Nous venons de faire connaître le mal qu
prend nos enfants au début de leur vie, nous
allons étudier maintenant le fléau qui les
fauche sans pitié, lorsqu'ils sont devenus
des hommes.

TABLE

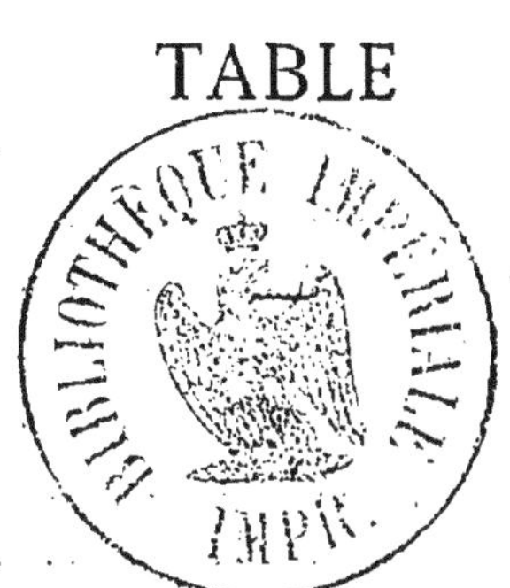

TROISIÈME PARTIE : MALADIES

FIN DE LA TABLE

Paris. — Imp. Emile Voitelain et Cᵉ, 15, rue J.-J.-Rousseau.

www.ingramcontent.com/pod-product-compliance
Ingram Content Group UK Ltd.
Pitfield, Milton Keynes, MK11 3LW, UK
UKHW021904070726
13613UKWH00001B/312